现代著名老中医名著重刊丛书·《第五辑》

内科纲要 验方类编

秦伯未 著

人民卫生出版社

图书在版编目（CIP）数据

内科纲要 验方类编 / 秦伯未著. —北京：人民卫生出版社，2008.2

（现代著名老中医名著重刊丛书 第五辑）

ISBN 978-7-117-09639-3

I. ①内…②验… II. 秦… III. ①中医内科学②验方－汇编 IV. R25 R289.2

中国版本图书馆 CIP 数据核字（2007）第 191301 号

| 人卫智网 | www.ipmph.com | 医学教育、学术、考试、健康，购书智慧智能综合服务平台 |
| 人卫官网 | www.pmph.com | 人卫官方资讯发布平台 |

现代著名老中医名著重刊丛书

第 五 辑

内科纲要 验方类编

著　　者：秦伯未

出版发行：人民卫生出版社（中继线 010-59780011）

地　　址：北京市朝阳区潘家园南里 19 号

邮　　编：100021

E - mail：pmph @ pmph.com

购书热线：010-59787592　010-59787584　010-65264830

印　　刷：三河市尚艺印装有限公司

经　　销：新华书店

开　　本：850×1168　1/32　印张：3.5

字　　数：72 千字

版　　次：2008 年 2 月第 1 版　2022 年 9 月第 1 版第 5 次印刷

标准书号：ISBN 978-7-117-09639-3/R・9640

定　　价：10.00 元

打击盗版举报电话：010-59787491　E-mail：WQ @ pmph.com

（凡属印装质量问题请与本社市场营销中心联系退换）

出版说明

　　自 20 世纪 60 年代开始，我社先后组织出版了一批著名老中医经验整理著作，包括医论医话等。半个世纪过去了，这批著作对我国近代中医学术的发展产生了积极的推动作用，整理出版著名老中医经验的重大意义正在日益彰显，这些著名老中医在我国近代中医发展史上占有重要地位。他们当中的代表如秦伯未、施今墨、蒲辅周等著名医家，既熟通旧学，又勤修新知；既提倡继承传统中医，又不排斥西医诊疗技术的应用，在中医学发展过程中起到了承前启后的作用。这批著作均成于他们的垂暮之年，有的甚至撰写于病榻之前，无论是亲自撰述，还是口传身授，或是其弟子整理，都集中反映了他们毕生所学和临床经验之精华，诸位名老中医不吝秘术、广求传播，所秉承的正是力求为民除瘼的一片赤诚之心。诸位先贤治学严谨，厚积薄发，所述医案，辨证明晰，治必效验，不仅具有很强的临床实用性，其中也不乏具有创造性的建树；医话著作则娓娓道来，深入浅出，是学习中医的难得佳作，为近世不可多得的传世之作。

　　由于原版书出版的时间已久，已很难见到，部分著作甚至已成为学习中医者的收藏珍品，为促进中医临床和中医学术水平的提高，我社决定将一批名医名著编为《现代著名老中医名著重刊丛书》分批出版，以飨读者。

第一辑收录 13 种名著：

　　《中医临证备要》　　　　　　　　《施今墨临床经验集》

《蒲辅周医案》　　　　　　　　　《蒲辅周医疗经验》

《岳美中论医集》　　　　　　　　《岳美中医案集》

《郭士魁临床经验选集——杂病证治》

《钱伯煊妇科医案》　　　　　　　《朱小南妇科经验选》

《赵心波儿科临床经验选编》　　　《赵锡武医疗经验》

《朱仁康临床经验集——皮肤外科》

《张赞臣临床经验选编》

第二辑收录14种名著：

《中医入门》　　　　　　　　　　《章太炎医论》

《冉雪峰医案》　　　　　　　　　《菊人医话》

《赵炳南临床经验集》　　　　　　《刘奉五妇科经验》

《关幼波临床经验选》　　　　　　《女科证治》

《从病例谈辨证论治》　　　　　　《读古医书随笔》

《金寿山医论选集》　　　　　　　《刘寿山正骨经验》

《韦文贵眼科临床经验选》　　　　《陆瘦燕针灸论著医案选》

第三辑收录20种名著：

《内经类证》　　　　　　　　　　《金子久专辑》

《清代名医医案精华》　　　　　　《陈良夫专辑》

《清代名医医话精华》　　　　　　《杨志一医论医案集》

《中医对几种急性传染病的辨证论治》

《赵绍琴临证400法》　　　　　　《潘澄濂医论集》

《叶熙春专辑》　　　　　　　　　《范文甫专辑》

《临诊一得录》　　　　　　　　　《妇科知要》

《中医儿科临床浅解》　　　　　　《伤寒挈要》

《金匮要略简释》　　　　　　　　《金匮要略浅述》

《温病纵横》　　　　　　　　　　　《临证会要》
《针灸临床经验辑要》

第四辑《方药中论医集》收录 6 种名著：

《辨证论治研究七讲》　　　　　《中医学基本理论通俗讲话》
《黄帝内经素问运气七篇讲解》　《温病条辨讲解》
《医学三字经浅说》　　　　　　《医学承启集》

第五辑收录 19 种名著

《现代医案选》　　　　　　　　《泊庐医案》
《上海名医医案选粹》　　　　　《治验回忆录》
《内科纲要》　　　　　　　　　《六因条辨》
《马培之外科医案》　　　　　　《中医外科证治经验》
《金厚如儿科临床经验集》　　　《小儿诊法要义》
《妇科心得》　　　　　　　　　《妇科经验良方》
《沈绍九医话》　　　　　　　　《著园医话》
《医学特见记》　　　　　　　　《验方类编》
《应用验方》　　　　　　　　　《中国针灸学》
《金针秘传》

这批名著大多数品种原于 20 世纪 60 年代前后至 80 年代初在我社出版，自发行以来一直受到读者的广泛欢迎，其中多数品种的发行量都达到了数十万册，在中医界产生了很大的影响，对提高中医临床水平和中医事业的发展起到了极大的推动作用。

为使读者能够原汁原味地阅读名老中医原著，我们在重刊时采取尽可能保持原书原貌的原则，主要修改了原著中疏漏的少量印制错误，规范了文字用法和体例层次，在版式上则按照现在读者的阅读习惯予以编排。此外，为不影响原书内容的准确性，避免因换算造成的人为错误，部分旧制的药名、病名、医学术语、计量单位、现已淘汰的检测项目与方法等均未改动，保留了原貌。对于犀角、虎骨等现已禁止使用的药品，本次重刊也未予改动，希冀读者在临证时使用相应的代用品。

人民卫生出版社

2007 年 11 月

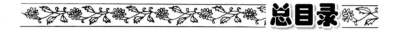

总目录

内科纲要

上海秦之济伯未述

受业陈昌顺锦楼

弟之万又安 校

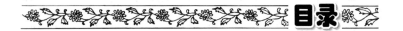

目录

3

5

六 淫 病

伤 寒

伤寒者，感受寒邪而发病也。其证治传变，仲景言之最精。大纲分太阳、阳明、少阳、太阴、少阴、厥阴六者，兹概举如下：

太阳病，头顶强痛，腰背骨节疼痛，恶寒发热，时有微汗者，为风伤卫，法主桂枝汤，以驱卫分之风；壮热无汗者，为寒伤营，法主麻黄汤，以发营分之寒。头身疼痛，发热恶寒，不汗出而烦躁者，为风寒两伤营卫，法主大青龙汤，营卫互治，风寒并驱。太阳邪传膀胱，口渴而小便不利，法主五苓散，以去腑邪。有为蓄尿过多，膀胱满甚，胀翻出窍，尿不得出，憋胀异常者，名为癃闭，不可用五苓，愈从下利，其胀愈加，而窍愈塞，尿愈不得出，法宜白蔻、砂仁、半夏、肉桂、桔梗、生姜，使上焦得通，中枢得运，而后膀胱之气方能转运，斯窍自顺，而尿得出。若少腹硬满，小便自利者，为膀胱蓄血，宜桃仁承气汤。阳明病，前额连眼眶胀痛，鼻筑气而流清，发热不恶寒，法主葛根，以解阳明之表。口燥心烦，汗出恶热，渴欲饮冷，法主白虎汤，以撤其热。张目不眠，声音响亮，口臭气粗，身轻恶热，而大便闭者，法主小承气汤，微荡其热，略开其闭。加之胃实腹满，微发谵语者，可以调胃承气汤以荡其实而去其满。更加舌苔干燥，喷热如火，痞满实燥坚，与夫狂谵无伦者，法主大承气汤，急驱其阳，以救其阴。少阳头痛在侧，耳聋喜呕，不欲食，胸胁满，往来寒热，法主柴胡汤，以解少阳之表。口苦咽干目眩，法主黄芩汤，以泻少阳里热。太阴腹满而吐，食不下，时腹自痛自利，不渴，手足自温，法主理中汤加砂仁半夏。若胸膈不开，饮食无味，而兼咳嗽者，乃留饮为患，法宜理脾涤饮。若由胃而下走肠间，沥沥有声，微痛作泄者，名曰水饮。若由胃上走胸膈，咳逆倚息短气，不得卧者，名曰支饮。若由胃而旁流入胁，咳引刺痛者，名曰悬饮。若由胃而溢出四肢，痹软酸痛者、名曰溢饮。又有着痹、行痹二症，与溢饮相似，而证不同，乃为火旺阴亏，热结经隧，赤热肿痛，手不可近，法宜清热润燥。若身目为黄，而小便不利，不恶寒者为阳黄，法宜茵陈五苓散。若腹痛厥逆，身重嗜卧而发黄者为阴黄，法宜茵陈附子汤。少阴真阳素旺者，外邪传入，则必挟火而动，心烦不眠，嘴肤煤燥，神气衰减，小便短而咽中干，法主黄连阿胶汤，分解其热，润泽其枯。真阳素虚者，外邪则必挟水而动，阳热变为阴寒，目瞑倦卧，声低息短，少气懒言，身重恶寒，四肢逆冷，腹痛作泄，法主温经散邪，回阳止泄。厥阴有纯阳无阴之证，有纯阴无阳之证，有阴阳错杂之证。张目不眠，声音响亮，口臭气粗，身轻恶热，热深厥深，上攻而为喉痹，下攻而便脓血，此纯阳无阴之证也，法主破阳行阴，以通其厥。四肢逆冷，爪甲青黑，腹痛拘急，下利清谷，呕吐酸苦，冷厥关元，此纯阴无阳之证也，法主驱阴止泄，以回其阳。腹中急痛，吐利厥逆，心中烦热，频索冷饮，饮而即吐，频渴转增，腹痛加剧，此阴阳错杂之证也，法主寒热互投，以去错杂之邪。凡病总不外乎六经，以六经之法，按而治之，无不立应。一经见证，即用一经之法，经证腑证兼见，即当表里两解。若太阳与阳明两经表证同见，即用桂枝葛根以合解两经之邪。兼少阳，更加柴胡，兼口渴而小便不利，即以三阳表药，加入五苓散之中，兼口苦咽干目眩更加黄芩，兼口燥心烦渴欲饮冷，当合用白虎汤于其间，并三阳表里而俱解之。若三阳表证，与三阴里寒同见，谓之两感，即当用解表于温经之内。若里重于表者。俱当温里，不可兼表。无论传经合病并病，阴阳两感，治法总不外乎此。

桂枝汤　治太阳风伤卫。

桂枝一钱五分，去皮　芍药一钱五分　甘草一钱，炙　生姜一钱五分　大枣四枚，去核

麻黄汤　治太阳寒伤营症。

麻黄一钱，去节　桂枝二钱，去皮　甘草一钱，炙　杏仁十二枚，泡，去皮尖

大青龙汤　治风寒两伤太阳

麻黄去节，六两　桂枝去皮　甘草炙，各二两　杏仁去皮尖，四十个　石膏如鸡子大一块，碎　生姜三两　大枣十二枚，擘

五苓散　治太阳蓄水症。

茯苓三钱　猪苓　泽泻各八分　桂枝一钱　白术一钱五分

桃核承气汤　治太阳蓄血症。

桃仁十个　大黄二钱五分　芒硝一钱五分　甘草一钱　桂枝五分

葛根汤　治阳明表症。

葛根四钱　麻黄三钱　生姜三钱　甘草二钱　桂枝二钱　大枣四枚　白芍二钱

白虎汤　治阳明里症。

石膏八钱，碎、绵裹　知母三钱　炙甘草一钱　粳米四钱

麻仁丸　此润肠之主方，治脾约大便难。

麻仁另研　芍药　枳实炒　厚朴各五两　杏仁五两半，研作脂　大黄一斤，蒸焙。

调胃承气汤　治阳明实症之和剂。

大黄四钱，清酒润　炙甘草一钱　芒硝三钱

小承气汤　治阳明实症之轻剂。

大黄四钱　厚朴　枳实各三钱

大承气汤　治阳明实证之重剂。

大黄二钱，酒润　厚朴四钱　枳实　芒硝各二钱。

小柴胡汤　治少阳在经之邪。

柴胡四钱　人参　黄芩　炙甘草　生姜各二钱半　半夏二钱　大枣二枚

黄芩汤　治少阳在腑之邪。

黄芩三钱　甘草炙　白芍各二钱　大枣二枚

大柴胡汤　治少阳阳明合病。

柴胡四钱　半夏二钱　黄芩　白芍　枳实各钱半　生姜二钱半　大枣二枚　大黄五分

理中丸汤　治太阴病。

人参　白术　甘草　干姜各三两。

茵陈五苓散　治阴黄。

茵陈　白术　茯苓各一钱五分　猪苓　泽泻各七分　肉桂五分

茵陈术附汤　治阴黄。

茵陈一钱　白术二钱　附子五分　干姜五分　甘草炙，一钱　肉桂三分，去皮

四逆汤　治少阴寒病。

甘草四钱，炙　干姜三钱　附子二钱，生用

黄连阿胶汤　治少阴热症。

黄连四两　黄芩一两　芍药二两　阿胶三两　鸡子黄二枚

四逆散　治厥阴热症。

甘草炙　枳实破，水渍，炙　柴胡　芍药

乌梅丸　治厥阴寒热错杂之证。

乌梅九十三枚　细辛六钱　干姜一钱　当归四钱　黄连一两六钱　附子六钱，泡　蜀椒四钱，炒　桂枝　人参　黄柏各六钱

11

温　病

温为春气，其病温者，因时令温暖，腠理开泄，或引动伏邪，或乍感异气，当春而发，为春温。其因冬月伤寒，至春变为温病者，伏邪所发，非寒毒藏于肌肤，亦非伤寒过经不解之谓，乃由冬藏不密，肾阴素亏，虚阳为寒令所遏，仍蹈入阴中，至春则里气大泄，木火内燃。始见必壮热烦冤，口干舌燥，故其发热而渴，不恶

寒，脉数盛，右倍于左，大异伤寒浮紧之脉。此热邪自内达外，最忌发汗，宜辛凉以解表热，葱白香豉汤，苦寒以泄里热，黄芩汤，里气一通，自然作汗。若舌干便秘，或胁热下利，咽痛，心烦，此伏邪自内发，无表症也。其不由伤寒伏邪，第从口鼻吸入而病温者，异气所感，邪由上受，首先犯肺，逆传心包，或留三焦。夫肺主气，温邪伤肺，胸满气窒者，宜辛凉轻剂，杏仁、桔梗、栝楼、栀皮、枳壳、连翘，挟风加薄荷、牛蒡，挟湿加芦根、滑石，或透风于热外，或渗湿于热下，俾风湿不与热相搏，则不贻风温湿温之患。如辛凉散风，甘淡驱湿，热势不解，则入心营而血液受劫，咽燥舌黑，烦渴不寐，或见斑疹者，宜清解营热，兼透斑，斑出热不解者，胃津亡也，主以甘寒。若邪入心包，神昏谵语，目瞑而内闭者，宜芳香逐秽，宣神明之窍，驱热痰之结。盖热气蒸灼，弥漫无形，若药味重浊，直走肠胃，全与病隔矣。若气病不传血分，而邪留三焦，宜分消其上下之势，因其仍在气分，犹可冀其战汗解，或转疟也。若三焦不得从外解，必致里结肠胃，宜用下法。若脘闷胸痛，若腹胀满或痛，邪已入里，必验其舌，或灰黄、或老黄、或中有断纹，皆当下之。其病温复感风者，为风温，必阳脉浮滑，阴脉濡弱，风属阳，温化热，两阳熏灼，先伤上焦，上焦近肺，肺气既阻，致头胀脘痞，身热汗出，宜微苦以清降，微辛以宣通，忌温散劫津。若风温误汗，身灼热者，脉阴阳俱浮，自汗身重，多眠鼻鼾，语言难出，危症也，急用蔗浆、麦冬、白芍、生地、炙草、玉竹、阿胶之属，误下误火亦危。

其病温而湿胜者，为湿温，身热头重胸满呕恶，足胫冷，苍术白虎汤或滑石、芦根、苡米、茯苓、半夏。其冬行春令，袭温气而成病者，为冬温。盖本燥秋之余气，故发热咳嗽，喉肿，咽干痰结，甚则见血，其脉虚缓，或虚大无力。亦有先病冬温，更加暴寒，寒郁热邪，则壮热头痛，自汗喘咳，阳旦汤加桔梗，茯苓。切忌风药升举其邪，致咳愈剧，热愈甚，遂变风温灼热以死。亦忌辛散，致咽喉不利，痰唾脓血，加减葱白香豉汤调之。若兼风寒外袭，葱豉汤加羌活、紫苏。寒邪盛，汗不出而烦扰者，葱豉汤加少许麻黄、石膏。若冬温误汗，致发斑毒者，升麻葛根汤加犀角、玄参。如昏愦谵妄者，大便泻，手足冷，不治。其病温更遇时毒者，为温毒。脉浮沉俱盛，烦闷呕咳，甚则狂言不利而发斑。凡烦闷躁热，起卧不安，皆发斑候也。热毒内攻，陷入营分，乃发斑毒，黄连解毒汤。斑不透者，犀角大青汤。凡红赤为胃热，人参化斑汤。紫为胃伤，犀角地黄汤。黑为胃烂，不治。鲜红起发者吉，紫色成片者重，黑色者凶，青色者不治。由失表者求之汗，由失下者取乎攻，火盛清之，毒盛化之，营气不足，助其虚而和之托之。其轻者，则有疹痧，细碎如粟。主治不外肺胃二经，宜辛凉，或甘寒淡渗等法，皆温症中所宜细审者。

葱豉汤 凉解表热。

葱白一握 豆豉一升

苍术白虎汤 即白虎汤加苍术。

阳旦汤 即麻黄汤加黄芩。

13

升麻葛根汤

升麻_{二钱}　葛根_{三钱}　芍药_{二钱}　甘草_{二钱}

黄连解毒汤　泻血分热毒。

黄连　黄芩　黄柏　山栀

犀角大青汤

大青　犀角　栀子　香豉

人参化斑汤　即白虎汤人参。

犀角地黄汤

犀角　生地　赤芍　丹皮

中　风

中风者，真中风也，有中腑中脏中血脉之殊。中腑者，中在表也，外有六经之形症，与伤寒六经传变之症无异也。中太阳，用桂枝汤，中阳明，葛根汤加桂枝，中少阳，小柴胡汤加桂枝，其法悉具伤寒门。中脏者，中在里也，其人眩仆冒昏，不醒人事，或痰声如曳锯，宜分脏腑寒热而治之。假如其人素挟虚寒，或暴中新寒，则风水相遭，寒冰彻骨，而风为寒风矣。假如其人素有积热，或郁火暴发，则风乘火势，火借风威，而风为热风矣。凡热风多见闭症，其症牙关紧急，两手握固，法当疏风开窍，先用搐鼻散吹之，次用牛黄丸灌之。若大便结闭，腹满胀闷，火势极盛者，以三化汤攻之。凡寒风多见脱症，其症手撒脾绝，眼合肝绝，口张心绝，声如鼾肺绝，遗尿肾绝，更有两目直视，摇头上窜，发直如妆、汗出如珠，皆脱绝之症，法当温补元气，急用大剂附子理中汤灌之。若痰涎壅盛，以三生饮加人参灌之。间亦有寒痰壅塞，介乎闭脱之间，不便骤补者，用半夏橘红各一两，浓煎至一杯，以生姜自然汁对冲，频频灌之，其人即苏，然后按其虚而调之。然予自揣生平，用附子理中治愈者甚多，其用牛黄丸治愈者，亦恒有之。惟三化汤一方，并未举用，此必天时地土人事之不同。然寒热之剂屹然并立，古方俱在，法不可泯，故两存之，以备参酌。中血脉者，中在经络之中也，其症口眼歪斜，半身不遂是也，大秦艽汤主之。偏在左，倍用四物汤；偏在右，佐以四君子汤；左右俱病，佐以八珍汤；并虎骨胶丸，此治真中之大法也。至于口噤角弓反张，痉病也，但口噤而兼反张者，是已成痉也，小续命汤。口噤而不反张者，是未成痉也，大秦艽汤。不语有心脾肾三经之异，又有风寒客于会厌，卒然无音者。大法若因痰迷心窍，当清心火，牛黄丸、神仙解语丹；若因风痰聚于脾经，当导痰涎，二陈汤加竹沥姜汁，并用解语丹；若因肾经虚火上炎，当壮水之主，六味汤加远志石菖蒲；若因肾经虚寒厥逆，当益火之源，刘河间地黄饮子，或用虎骨胶丸加鹿茸；若风寒客于会厌，声音不扬者，用甘桔汤加疏散药。遗尿谓之肾绝，多难救，然反目遗尿者为肾绝；若不反目，但遗尿者，多属气虚，重用参芪等药，补之即愈。

搐鼻散 治一切中症，不省人事，用此吹鼻中，有嚏者生，无嚏者难治。

细辛去叶　皂角去皮弦，各一两　半夏生用，五钱。

牛黄丸 治中风，痰火闭结，或瘰疬瘫痪，语言謇涩，恍惚眩晕，精神昏愦，不省人事，或喘嗽痰壅烦心

15

等症。

牛黄六钱 麝香 龙脑以上三味另研 羚羊角 当归酒洗 防风 黄芩 柴胡 白术 麦冬去心 白芍各七钱五分 桔梗 白茯苓 杏仁去皮尖 川芎 大豆黄卷 阿胶各八钱五分 蒲黄 人参去芦 神曲各一两二钱五分 雄黄另研，四钱 甘草二两五钱 白敛 肉桂去皮 干姜各三钱七分 犀角镑一两 干山药三两五钱 大枣五十枚，蒸烂去皮 金箔六百五十片，内存二百片为衣

三化汤 治中风入脏，热势极盛，闭结不通，便溺阻隔不行，乃风火相搏，而为热风者，本方主之。设内有寒气，大便反硬，名曰阴结。阴结者得和气暖日，寒冰自化，不可误用攻药，误即不能复救，慎之慎之。

厚朴姜汁炒 大黄酒洗 枳实面炒 羌活各一钱五分

三生饮 治寒风中脏，六脉沉细，痰壅喉响，不省人事，乃寒痰厥逆之候。

生南星 生乌头去皮尖 生附子各一钱五分 生姜五片 生木香五分

大秦艽汤 治风中经络，口眼歪斜，半身不遂，或语言謇涩，乃血弱不能养于筋，宜用养血疏风之剂。

秦艽一钱五分 甘草炙 川芎 当归 芍药 生地 熟地自制 茯苓 羌活 独活 白术 防风 白芷 黄芩酒炒 细辛各八分

神仙解语丹

白附子炮 石菖蒲去毛 远志去心，甘草水泡 天麻 全蝎去尾，甘草水洗 羌活 南星牛胆制多次更佳。各一两 木香五钱

二陈汤

陈皮　茯苓　半夏_{姜汁炒}　炙草_{各一钱五分}

地黄饮子

熟地_{九蒸晒,二钱}　巴戟_{去心}　萸肉_{去核}　肉苁蓉_{酒浸,}
_焙　石斛　附子_炮　五味_{杵炒}　白茯苓_{各一钱}　石菖蒲_{去毛}
桂心　麦冬_{去心}　远志_{去心,甘草水泡炒。各五分}

热　症

　　夏至前发为温症，夏至后发为热症，二症有因冬时伏寒，有因当时乍感。其冬月伤寒，至春夏变为温热者，邪有浅深，则发有迟速，皆自内达外无表症。温病以黄芩汤为主，因春温之发，当少阳司令也。热病以白虎汤为主方，因夏热之发，当阳明司令也。且热甚于温，必以白虎汤重为肃清，以其时方炎暑，其症不恶寒，反恶热，自汗而渴，脉洪大，故以石膏之辛寒，清胃腑蓄蕴之热，以知母之苦寒，净少阳伏邪之源，以甘草粳米之甘平，保肺胃之气，而热可除也。若舌上苔滑者，尚有表邪，栀子豉汤主之。若渴欲饮水，口干舌燥者，热在里，必耗津，人参白虎汤主之。如恶热烦渴腹满，舌黄燥，或干黑者，宜下，凉膈散承气汤。热兼暑湿者，凉膈散合天水散。小便不利者，竹叶石膏汤。宜与温病参合斟酌治之也。

　　栀子豉汤　除胸中虚烦。

栀子　豆豉

　　凉膈散　泻膈上实热。

连翘_{四两}　大黄_{酒浸}　芒硝　甘草_{各二两}　栀子_炒　黄

芩炒　薄荷各一两

天水散　清暑利湿。

滑石六两　甘草一两

竹叶石膏汤　治肺胃有热，呕渴少气。

竹叶二把　石膏一斤　人参三两　甘草炙，二两　麦冬一升　半夏　粳米各半升

伤　暑

古称静而得之为中暑，动而得之为中热，暑阴而热阳也。不思暑字，以日为首，正言热气之袭人耳。夏日烈烈，为太阳之亢气，人触之则生暑病。至于静而得之者，乃纳凉于深堂水阁，大扇风车，嗜食瓜果，致生寒疾。或头痛身痛，发热恶寒者，外感于寒也。或呕吐腹痛，四肢厥冷者，直中于寒也，与暑症有何干涉。大抵暑症辨法，以自汗口渴，烦心溺赤，身热脉虚为的，然有伤暑中暑闭暑之不同。伤暑者，感之轻者也，其症烦热口渴，益元散主之。中暑者，感之重者也，其症汗大泄，昏闷不醒，或烦心喘渴妄言也，昏闷之际，以消暑散灌之立醒，既醒，则验其暑气之轻重而清之，轻者益元散，重者白虎汤。闭暑者，内伏暑气，而外为风寒闭之也，其头痛身痛，发热恶寒者，风寒也，口渴心烦者，暑也，四味香薷饮，加荆芥秦艽主之。又有暑天受湿，呕吐泻利，发为霍乱，此停食伏饮所致，宜分寒热治之，热者口必渴，黄连香薷饮主之，寒者口不渴，藿香正气散主之。更有干霍乱症，欲吐不得吐，欲泻不得泻，搅肠大痛，变在须臾，古方以烧盐和阴阳水引而吐

之，或以陈皮同煎吐之，或用多年陈香圆煎汤更佳，俗名搅肠痧，乌痧胀，皆此之类。此系恶气闭塞经隧，气滞血凝，脾土壅满，不能转输，失天地运行之常，则胀闭而危矣。是以治法宜速，切戒饮粥汤食诸物，入口即败，慎之慎之。

四味香薷饮　治风寒闭暑之症，头痛发热，烦心口渴，或呕吐泄泻，发为霍乱，或两足转筋。

香薷　扁豆　厚朴姜汁炒。各一钱五分　甘草炙，五分

藿香正气散　治暑月贪凉饮冷，发为霍乱，腹痛吐泻，憎寒壮热。

藿香　砂仁　厚朴　茯苓　紫苏　陈皮各一钱　白术土炒　半夏　桔梗　白芷各八分　甘草炙，五分

清暑益气汤　预服此药，以防暑风。

黄芪一钱五分　白术一钱　人参　当归　陈皮　麦冬去心　炙甘草各五分　扁豆二钱　茯苓七分　升麻　柴胡北五味各三分　神曲四分　黄柏　泽泻各二分

湿　症

湿为阴邪，乃重浊有质，不比暑热弥漫无形。其自外受者，雾露泥水，由地气之上蒸，经所谓地之湿气，感则害人皮肉筋脉也。自内生者，水谷生冷，由脾阳之不运，经所谓诸湿肿满，皆属于脾也。湿蒸于上，则头胀如蒙，经所谓因于湿，首如裹也。湿感于下，则跗肿攻注，经所谓伤于湿者，下先受之也。在经络则痹痿重著，经所谓湿热不攘，大筋软短，小筋弛长，软短为拘，弛长为痿也。在脏腑，则呕恶肿胀，小水赤涩，经

所谓湿胜则濡泻也。又或在肌表，则恶寒自汗，在肉分，则麻木浮肿，其身重如山，不利转侧，腰膝肿，筋骨痛，小溲秘，大便溏。又有湿兼风者，有湿兼热者，有湿兼寒者，有湿兼暑者，有中湿而口㖞舌强，昏不知人，类中风者。在表在上宜微汗，在里在下宜渗泄，中虚宜实脾，挟风而外感者，宜解肌，夹寒而在半表半里者，宜温散，夹暑热而滞于三焦者，宜清利分消，其湿热蒸痰，内闭昏厥者，宜宣窍逐曳，此治湿之要也。故湿阻上焦者，头胀脘闷，不饥溺涩，宜开肺气，通膀胱，桔梗、通草、滑石、半夏、栝楼、厚朴、杏仁、蔻仁、薏米、茯苓、香豉、淡竹叶等。湿滞中焦者，肠胃属腑，湿久生热，传送既钝，大便不爽，宜主温通，佐淡渗，如枳壳、砂仁壳、橘白、草果、藿香、半夏曲、大腹皮、猪苓、泽泻之类。湿痰阻窍者，湿郁蒸痰，神呆语謇，宜主开郁，佐辛香，玉金、石菖蒲、厚朴、半夏、佩兰、金银花、茯神、栝楼、枳壳之类。神昏内闭，邪入心包，宜芳香宣窍，佩兰、银花露、犀角、连翘心等送至宝丹。湿流关节体酸骨痛，不利屈伸，独活寄生汤。风湿一身尽痛，除湿羌活汤。湿热脉滑数，溺赤涩，引饮自汗，宜主清火，佐分利，清热渗湿汤。寒湿脉不滑数，溺清便利，身痛无汗，关节不利，牵掣作痛，宜温利，七味渗湿汤。

至宝丹　治心脏神昏，从里透表之方。

犀角　玳瑁　琥珀　朱砂　雄黄各一两　牛黄五钱　麝香　冰片各一钱　安息香一两　金银箔各五十片

独活寄生汤

独活　桑寄生　秦艽　防风　细辛　川芎酒洗　当归酒洗　白芍酒炒　熟地　桂心　茯苓　杜仲姜汁炒　牛膝　人参　甘草等分

除湿羌活汤

羌活　藁本　升麻　柴胡　防风　苍术

清热渗湿汤

黄柏　黄连　甘草　茯苓　泽泻　苍术　白术

七味渗湿汤

苍术　白术　茯苓　炮姜　丁香　橘红　炙甘草

燥　症

燥为阳明秋金之化，金燥则水源竭，而灌溉不周，兼以风生燥，火化燥，《原病式》所谓诸涩枯涸，干劲皴揭，皆属于燥也。燥有外因，有内因。因乎外者，天气肃而燥胜，或风热致伤气分，则津液不腾，宜甘润以滋肺胃，佐以气味辛通。因乎内者，精血夺而燥生，或服饵偏助阳火，则化源日涸，宜柔腻以养肾肝，尤资血肉填补。叶氏以上燥治气，下燥治血，二语括之，最为简当。今析言之，燥在上，必乘肺，为燥嗽，喻氏清燥救肺汤加减。燥在中，必伤脾胃之阴，为热壅食不下，《金匮》麦门冬汤。燥在下，必乘大肠，为大便燥结，其气秘浊阴不降者，东垣通幽汤。此燥在脏腑者也。若燥在血脉，多见风症，宜滋燥养荣汤治外，大补地黄汤治内。诸痿由于肺热，热亢则液耗，百骸无所荣养，故手足痿弱不能自收持，反似痹湿之症，养阴药中，加黄柏以坚之，切忌用风药。凡诸燥症，多火灼真阴，血液衰少，故其脉皆细微而涩也。

清燥救肺汤　滋燥清火。

桑叶三钱　石膏二钱五分　阿胶八分　人参七分　麦冬一钱二分　黑芝麻　甘草各一钱　枇杷叶一片

麦门冬汤

麦冬　半夏　人参　甘草　粳米　大枣

通幽汤

生地　熟地各五分　桃仁研　红花　当归身　甘草炙升麻各一钱

滋燥养荣汤

当归　生地　熟地　白芍　甘草　黄芩　秦艽防风

疫　疠

22

天行之气，从经络入，其症头痛发热，宜微散，香苏散散之。病气传染，从口鼻入，其症呕哕胸满，宜解秽，神术散和之。若两路之邪，归并于里，腹胀满闷，谵语发狂，唇焦口渴者，治疫清凉散清之。便闭不通者，加大黄下之。其清凉散内，人中黄一味，乃退热之要药，解秽之灵丹。复有虚人患疫，或病久变虚，或妄治变虚者，须用人参白术当归等药，加入清凉药内，以扶助正气。如或病气渐重，正气大虚，更宜补益正气为主，夫发散解秽清中攻下四法外，而以补法驾驭其间，此收效万全之策也。予尝用麦冬生地各一两，加人参二三钱，以救津液。又尝用人参汤送下加味枳术丸，以治虚人郁热便闭之症，病气退而元气安，遂恃为囊中活法，谨告同志，各自存神。又有头面肿大，名曰大头瘟者，颈项粗肿，名曰虾蟆瘟者，古方普济消毒饮并主之。但头肿之极，须用针砭。若医者不究其理，患者畏而不行，多致溃裂腐烂而难救。若颈肿之极，须用橘红淡盐汤吐去其痰，再用前方倍甘桔主之，须宜早治，不可忽也。

香苏散

紫苏茎叶各二钱　陈皮一钱　甘草五分

治疫清凉散

秦艽　赤芍　知母　贝母　连翘各一钱　荷叶七分
丹参五钱　柴胡一钱五分　人中黄二钱

23

杂 病

类 中 风

　　类中风者，谓火中、虚中、寒中、湿中、暑中、气中、食中、恶中也，共有八种，与真中相类而实不同也。然类中有与真中相兼者，须细察其形症而辨之。凡真中之症，必连经络，多见歪斜偏废之候，与类中之专气致病者，自是不同。然而风乘火势，邪乘虚入，寒风相搏，暑风相炫，饮食招风，种种变症，所在多有，务在详辨精细。果其为真中风，则用前驱风法。果其为类中风，则照本门施治。果其为真中类中相兼也，则以两门医法合治之，斯无弊耳。兹举类中诸症，详列于左：一曰火中。火之自外来者，名曰贼，实火也。火之自内出者，名曰子，虚火也。中火之症，良由将息失宜，心火暴甚，肾水虚衰，不能制之，故卒然昏倒，不可作实火论。假如怒动肝火，逍遥散。心火郁结，牛黄清心丸。肺火壅遏，贝母栝楼散。思虑伤脾，加味归脾汤。肾水枯涸，虚火上炎者，六味地黄汤。若肾经阳虚，火不归原者，八味地黄汤，刘河间地黄饮子并主之。此治火中之法也。或问火中而用桂附者何也？答曰：肾阳飞越，则丹田虚冷。其痰涎上壅者，水不归原也；面赤烦躁者，火不归原也。惟桂附八味能引火归原，火归水

24

中，则水能生木，木不生风，而风自熄矣。二曰虚中。
凡人体质虚弱，过于作劳，伤损元气，以致痰壅气浮，
卒然昏倒，宜用六君子汤主之。中风下陷者，补中益气
汤主之。三曰湿中。湿中者，即痰中也。凡人嗜食肥甘
或醇酒乳酪，则湿从内受，或山岚瘴气，久雨阴晦，或
远行涉水，坐卧湿地，则湿从外受，湿生痰，痰生热，
热生风，故卒然昏倒无知也，苍白二陈汤主之。四曰寒
中。凡人暴中于寒，卒然口鼻气冷，手足厥冷，或腹
痛、下利清谷，或身体强硬，口噤不语，四肢战摇，此
寒邪直中于里也，宜用姜附汤，或附子理中汤加桂主
之。五曰暑中。凡人务农于赤日，行旅于长途，暑气相
遇，卒然昏倒，自汗面垢，昏不知人，急用千金消暑丸
灌之，其人立苏。此药有回生之力，一切暑药，皆不及
此，村落中各宜预备。灌醒后，以益元散清之，或以四
味香薷饮去厚朴加丹参、茯苓、黄连治之，虚者加人
参，余详论伤暑门。六曰气中。七情气结，或怒动肝
气，以致气逆痰壅，牙关紧急，极与中风相似。但中风
身热，中气身凉；中风脉浮，中气脉沉；且病有根由，
必须细究，宜用木香调气散主之。七曰食中。醉饱过
度，或著恼怒，以致饮食填塞胸中，胃气不行，卒然昏
倒，宜用橘红二两，生姜一两，炒盐一撮，煎汤灌而吐
之，次用神术散和之。其最甚者，胸高满闷，闭而不
通，或牙关紧急，厥晕不醒，但心口温者，即以独行丸
攻之。药既下咽，其人或吐或泻，自应渐苏。若泻不止
者，以冷粥汤饮之，即止。八曰恶中，登冢入庙，冷屋
栖迟，以致邪气相侵，卒然错落妄语，或头面青黯，昏

25

不知人，急用葱姜汤灌之，次以神术散调之，苏合丸亦佳。

加味逍遥散 治肝经郁火，胸胁胀痛，或作寒热，甚至肝木生风，眩晕振摇，或咬牙发痉，一目斜视，一手一足搐搦。

柴胡 甘草 茯苓 白术 当归 丹皮 黑山栀各一钱 薄荷五分

贝母栝楼散

贝母二钱 栝楼仁一钱五分 胆南星五分 黄芩 橘红 黄连炒，各一两 甘草 黑山栀各五分

加味归脾汤

黄芪一钱五分 人参 白术 茯神 当归 枣仁炒，各一钱 远志去心泡 甘草炙，各七分 丹皮 黑山栀各八分 圆眼肉五枚

六味地黄汤 滋水制火，则无上盛下虚之患。

大熟地四钱 山萸肉去核 山药各二钱 丹皮 茯苓 泽泻各一钱五分

六君子汤 理脾祛痰。

人参 茯苓 白术陈土炒 陈皮去白 炙甘草 半夏汤泡七次，各一钱 生姜五分 大枣二枚

补中益气汤 中气下陷，宜服此以升举之。

黄芪一钱五分 白术陈土炒 人参 当归 甘草炙，各一钱 柴胡 升麻各三分 陈皮五分 生姜一片 大枣二枚

苍白二陈汤 即二陈汤加苍术白术各一钱

木香调气散 平肝气，和胃气。

白蔻仁去壳研 檀香 木香各一两 丁香三钱 香附五

两　藿香四两　　炙甘草　　砂仁　　陈皮各二两

神术散　此药能治时行不正之气，发热头痛，停食停饮，胸满腹痛，呕吐泻利，并能解秽驱邪，除山岚瘴气，鬼疟尸注，中食中恶诸症，其效至速。

苍术陈土炒　　陈皮　　厚朴姜汁炒，各二斤　　甘草炙，十二两　　藿香八两　　砂仁四两

独行丸　治中食，胸高满闷，吐法不效，须用此药攻之。若昏晕不醒，四肢僵硬，但心头温者抉齿灌之。

大黄酒炒　　巴豆去壳去油　　干姜各一钱

苏合丸　治劳瘵骨蒸，痊忤心痛，霍乱吐利，时气鬼魅，瘴疟疫疠，瘀血月闭，疬癖疔肿，惊痫中风，中气痰厥，昏迷等症。

白术　　青木香　　犀角　　香附炒　去毛　　朱砂水飞　　诃黎勒煨，取皮　　檀香　　安息香酒熬膏　　沉香　　麝香　　丁香　　荜拨各二钱　　龙脑　　熏陆香别研　　苏合香各二两

虚　劳

帝曰：阴虚生内热奈何？岐伯曰：有所劳倦，形气衰少，谷气不盛，上焦不行，下脘不通，胃气热，热气熏胸中，故内热。此言气虚之候也。东垣宗其说，发补中益气之论，卓立千古。朱丹溪从而广之，以为阳常有余，阴常不足，人之劳心好色，内损肾元者，多属真阴亏损，宜用六味汤，加知母黄柏补其阴，而火自降，此又以血虚为言也。后人论补气者，则宗东垣，论补血者，则宗丹溪。且曰火为天一之元，土为万物之母，其说至为有理。然而阳虚易补，阴虚难疗，治虚损者，当

就其阴血未枯之时而早补之，患虚损者，当就其真阴未槁之时而重养之，而庶乎其可矣。凡虚劳之症，多见吐血，痰涌发热，梦遗经闭，以及肺痿肺疽，咽痛音哑，侧卧传尸，鬼注诸疾。今照葛仙翁《十药神书》例，增损方法，胪列于左。甲字号方，止咳嗽为主。予见虚损之成，多由于吐血；吐血之因，多由于咳嗽；咳嗽之原，多起于风寒。仲景云：咳而喘息有音，甚则吐血者，用麻黄汤。东垣师其意，改用麻黄人参芍药汤。可见咳嗽吐红之症，多有因于外感者，不可不察也。予治外感咳嗽，用止嗽散，加荆防苏梗以散之。散后肺虚，即用五味异功散，补脾土以生肺金。虚中挟邪，则用团鱼丸解之。虚损渐成，咳嗽不止，乃用紫菀散，月华丸，清而补之。此治虚咳之要诀也。乙字号方，止吐血为主。凡血症，有阳乘阴者，有阴乘阳者，假如脉数内热，口舌干燥，或平素血虚火旺，加醇酒炙煿之物，此乃热气腾沸，迫血妄行，名曰阳乘阴，法当清降，四生丸等主之，吐止后则用六味地黄丸补之。又如脉息沉迟，口舌清润，平素体质虚寒，或兼受风冷之气，此谓天寒地冻，水凝成冰，名曰阴乘阳，法当温散，理中汤主之。凡治血症，不论阴阳，俱以照顾脾胃为收功良策，诚以脾胃者吉凶之关也。书云：自上损下者，一损损于肺，二损损于心，三损损于脾，过于脾则不可治。自下损上者，一损损于肾，二损损于肝，三损损于胃，过于胃则不可治。所谓过于脾胃者，吐泻是也。古人有言，不问阴阳与冷热，先将脾胃与安和。丹溪云：凡血症须用四君子之类以收功。其言深有至理，然而补脾养胃，不专在药，而在饮食之得宜。《难经》曰：损其脾者，调其饮食，适其寒温。诚以饮食之补，远胜于药耳。世之治损者，亦可恍然悟矣。丙字号方，治大吐血成升斗者，先用花蕊散止之，随用独参汤补之。所谓血脱益气，阳生阴长。贫者以归脾汤代之。丁字号方，治咳嗽吐红，渐成骨蒸劳热之症。如人胃强气盛，大便结，脉有力，此阳盛生热，法当清凉，清胃散主之。若胃虚脾弱，大便溏，脉细虚，此阴虚发热，法当养阴，逍遥散四物汤主之。若气血两虚而发热者，八珍汤补之。若元气大虚，变症百出，难以名状，不问其脉，不论其病，但用人参养荣汤，诸症自退。经云：甘温能除大热。如或误用寒凉，反伐生气，多至不救。戊字号方，治肺痿肺痈，久咳不止，时吐白沫如米粥者，名曰肺痿。此火盛金伤，肺热而金化也，保和汤主之。咳嗽吐脓血，咳引胸中痛，此肺内生毒也，名曰肺痈，加味桔梗汤主之。己字号方，治咽痛音哑喉疮。夫劳病至此，乃真阴枯涸，虚阳上泛之危症，多属难起，宜用六味丸滋肾水，而以治标之法佐之可也。庚字号方，治男子梦遗精滑。其梦而遗者，相火之强也，不梦而遗者，心肾之衰也，宜分别之。辛字号方，治女人经水不调，并治室女经闭成损。按女人经水不调，乃气血不和，其病尤浅；室女经闭，则水源断绝，其病至深。夫所谓天癸者，癸生于子，天一所生之本也。所谓月经者，经常也，反常则灾病至矣。室女乃血气完足之人，尤不宜闭，闭则鬓发焦，咳嗽发热，诸病蜂起，势难为也。壬字号方，治传尸劳瘵，驱邪杀虫。劳症之有虫，如树之

29

有蠹，去其蠹而后培其根，则树木生长。劳症不去虫而徒恃补养，未见其受益者，古法具在，不可废也。癸字号方，补五脏虚损。凡病邪之所凑，其气必虚，况由虚致病者乎，则补法为最要。《难经》云：损其肺者益其气，损其心者和其荣卫，损其脾者调其饮食，适其寒温，损其肝者缓其中，损其肾者益其精。按法治之。

团鱼丸 治久咳不止，恐成劳瘵。

贝母_{去心} 知母 前胡 柴胡 杏仁_{去皮尖及双仁者。}
各四两 大团鱼_{一个，十二两以上者，去肠}

海藏紫菀散 润肺止嗽，并治肺痿。

人参_{五分} 紫菀 知母_蒸 贝母_{去心} 桔梗 茯苓
真阿胶_{蛤粉炒成珠，各一钱} 五味子 甘草_{炙。各三分}

月华丸 滋阴降火，消痰祛瘀，止嗽定喘，保肺平肝，消风热，杀尸虫，此阴虚发咳之圣药也。

麦冬_{去心，蒸} 天冬_{去心，蒸} 生地_{酒洗} 熟地_{九蒸晒}
山药_{乳蒸} 百部_蒸 沙参_蒸 川贝母_{去心，蒸} 真阿胶<sub>各一
两</sub> 茯苓_{乳蒸} 獭肝 广三七_{各五钱} 白菊花_{二两} 桑叶
_{二两}

四生丸 治阳盛阴虚，热迫血而妄行，以致吐血咯血衄血，法当清降。

生地黄 生荷叶 生侧柏叶 生艾叶_{各等分。}

花蕊石散 能化瘀血为水，而不动脏腑，真神药也。

花蕊石_{一斤} 明硫黄_{四两}

生地黄汤

生地_{三钱} 牛膝 丹皮 黑山栀_{各一钱} 丹参 元参

麦冬 白芍各一钱五分 郁金 广三七 荷叶各等分

四君子汤

人参 白术 茯苓 炙甘草各一钱 大枣二枚 生姜一片

独参汤

人参一两，去芦

归脾汤

白术 人参 当归 枣仁炒 白芍各二钱 黄芪一钱五分 远志去心泡，七分 甘草炙，五分 圆眼肉五枚

清骨散

柴胡 白芍各一钱 秦艽七分 甘草五分 丹皮 地骨皮 青蒿 鳖甲各一钱二分 知母 黄芩 胡黄连各四分

四物汤 治一切失血体弱，或血虚发热，或痈疽溃后，及妇人月经不调，崩中漏下，胎前腹痛下血，产后血块不散。

大熟地自制 当归 白芍各一钱五分 川芎五分

八珍汤 治气血虚，发热潮热。

人参 白术 茯苓 甘草炙 熟地 当归 白芍各一钱 川芎五分 大枣二枚

人参养荣汤

白芍炒，二钱 人参 黄芪蜜炙 当归 白术 熟地各一钱五分 甘草炙 茯苓 远志去心泡，各七分 北五味 桂心 陈皮各四分 姜一片 枣二枚

保和汤 治肺痿。

知母蒸，五分 贝母二钱 天冬去心 麦冬去心，一钱 苡仁五钱 北五味十粒 甘草 桔梗 马兜铃 百合 阿

31

胶蛤粉炒成珠。各八分　薄荷二分

加味桔梗汤　治肺痈。

桔梗去芦　白及　橘红　甜葶苈微炒，各八分　甘草节
贝母各一钱五分　苡仁　金银花各五钱

百药煎散　治咽痛。

百药煎五钱　硼砂一钱五分　甘草二钱

通音煎　治音疮。

白蜜一斤　川贝母一两，去心为末　款冬花二两，去梗为末
胡桃肉十二两，去衣研烂

柳华散　治喉疮，并口舌生疮，咽喉胀痛诸症。

真青黛　蒲黄炒　黄柏　人中白各一两　冰片三分
硼砂五钱

秘精丸　有相火必生温热，则水不清，不清则不
固，故本方以理脾导湿为先，湿祛水清而精自止矣。治
浊之法亦然。

白术　山药　茯苓　茯神　莲子肉去心蒸，各二两
芡实四两　莲花须　牡蛎各一两五钱　黄柏五钱　车前子
三两

十补丸　气浮则能摄精，时下体虚者众，服此
累效。

黄芪　白术各二两　茯苓　山药各一两五钱　人参一两
大熟地三两　当归　白芍各一两　山萸肉　杜仲　续断各
二两　枣仁二两　远志一两　北五味　龙骨　牡蛎各七钱
五分

泽兰汤　通经通血脉治经闭。

泽兰二钱　柏子仁　当归　白芍　熟地　牛膝　芄

蔚子各一钱五分

益母胜金丹

熟地　当归各四两　白芍酒炒。三两　川芎一两五钱　牛膝二两　白术　香附酒醋姜汤盐水各炒一次　丹参　茺蔚子各四两

驱虫丸

明雄黄一两　芜荑　雷丸　鬼箭羽各五钱　獭肝一具　丹参一两五钱　麝香二分五厘

补天大造丸　补五脏虚损。

人参二两　黄芪蜜炙　白术陈土蒸，各三两　当归酒蒸　枣仁去壳炒　远志去心，甘草泡炒　白芍酒炒　山药乳蒸　茯苓乳蒸。各一两五钱　枸杞子酒蒸　大熟地九蒸晒。各四两　河车一具，甘草水洗　鹿角一斤，熬膏　龟版八两，与鹿角同熬膏。

咳　嗽

咳嗽症，虚劳门已言之，而未详及外感诸病，因故再言之。肺体属金，譬若钟然，钟非叩不鸣，风寒暑湿燥火，六淫之邪，自外击之则鸣，劳欲情志饮食炙煿之火，自内攻之则亦鸣。医者不去其鸣钟之具，而日磨锉其钟，将钟损声嘶，而鸣之者如故也，钟其能保乎？吾愿治咳者，作如是观。夫治风寒初起，头痛鼻塞发热恶寒而咳嗽者，用止嗽散加荆芥、防风、苏叶、生姜以散邪，既散而咳不止，专用本方，调和肺气，或兼用人参胡桃汤以润之。若汗多食少，此脾虚也，用五味异功散加桔梗，补脾土以生肺金。若中寒入里而咳者，但温其中而咳自止。若暑气伤肺，口渴烦心溺赤者，其症最

重，用止嗽散加黄连、黄芩、花粉以直折其火。若湿气生痰，痰涎稠黏者，用止嗽散加半夏、茯苓、桑白皮、生姜、大枣以祛其湿。若燥气焚金，干咳无痰者，用止嗽散加栝楼、贝母、知母、柏子仁以润燥，此外感之治法也。然外感之邪，初病在肺，肺咳不已，则移于五脏，脏咳不已，则移于六腑，须按《内经》十二经见症而加减如法，则治无不痊。经云：咳而喘息有音，甚则唾血者，属肺脏，此即风寒咳血也，止嗽散加荆芥、紫苏、赤芍、丹参。咳而两胁痛，不能转侧，属肝脏，前方加柴胡、枳壳、赤芍，咳而喉中如梗状，甚则咽肿喉痹，属心脏，前方倍桔梗加蒡子。咳而右胁痛，阴引肩背，甚则不可以动，动则咳剧，属脾脏，前方加葛根、秦艽、郁金。咳而腰背痛，甚则咳涎者，属肾脏；前方加附子。咳而呕苦水者，属胆脏，前方加黄芩、半夏、生姜。咳而矢气者，属小肠腑，前方加芍药。咳而呕，呕甚则长虫出，属胃腑，前方去甘草加乌梅、川椒、干姜，有热佐之以黄连。咳而遗矢，属大肠腑，前方加白术、赤石脂。咳而遗溺，属膀胱腑，前方加茯苓、半夏。久咳不止，三焦受之，其症腹满不食，令人多涕唾，面目浮肿气逆，以止嗽散合五味异功散并用投之对症，其效如神。又以内伤论，前症若七情气结，郁火上冲者，用止嗽散加香附、贝母、柴胡、黑山栀。若肾经阴虚，水衰不能制火，内热脉细数者，宜朝用地黄丸滋肾水，午用止嗽散，去荆芥加知母、贝母以开水郁，仍佐以萋蕤胡桃汤。若客邪混合，肺经生虚热者，更佐以团鱼丸。若病热深沉，变为虚损，或尸虫入肺，喉痒而咳者，更佐以月华丸。若内伤饮食，口干痞闷，五更咳甚者，乃食积之火，至此时流入肺经，用止嗽散，加连翘、山楂、麦芽、卜子。若脾气虚弱，饮食不思，此气弱也，用五味异功散加桔梗，此内伤之治法也。凡治咳嗽，贵在初起得法为善。经云：微寒微咳，咳嗽之因属风寒者，十居其九。故初治必须发散，而又不可以过散，不散则邪不去，过散则肺气必虚，皆令缠绵难愈。薛立斋云：肺有火则风邪易入，治宜解表，兼清肺火。肺气虚则腠理不固，治宜解表，兼补肺气。又云：肺属辛金，生于己土，久咳不已，必须补脾土以生肺金。此诚格致之言也。然清火之药，不宜久服，无论脉之洪大滑数，数剂后，即宜舍去，但用六味丸，频频服之，而兼以白蜜胡桃润之，其咳自住。若脾肺气虚，则用五味异功散，六君子等药，补土生肺，反掌收功，为至捷也。治咳者，宜细加详审，患咳者宜戒口慎风，毋令久咳不除，变成肺痿肺疽，虚损劳瘵之候，慎之戒之。

止嗽散 治诸般咳嗽。

桔梗_炒 荆芥 紫菀_蒸 百部_蒸 白前_{蒸。各二斤} 甘草_{炒，十二两} 陈皮_{水洗去白，一斤}

人参胡桃汤 止嗽定喘。

人参_{五分} 胡桃肉_{三钱，连衣研} 生姜_{三斤}

喘

经云：诸病喘满，皆属于热。盖寒则息微而气缓，热则息粗而气急也。由是观之，喘之属火无疑矣。然而外感寒邪，以及脾肾虚寒，皆能令喘，未便概以火断

也。假如风寒外感而喘者，散之。直中于寒而喘者，温
之。热邪传里，便闭而喘者，攻之。暑热伤气而喘者，
清而补之。湿痰壅遏而喘者，消之。燥火入肺而喘者，
润之。此外感之治法也，各宜分治。若夫七情气结，郁
火上冲者，疏而达之，加味逍遥散。肾水虚而火上炎
者，壮水制之，知柏八味丸。肾经真阳不足，而火上泛
者，引火归根，桂附八味丸。若因脾虚不能润肺而喘
者，五味异功散加桔梗补土生金。此内伤之治法也。夫
外感之喘，多出于肺。内伤之喘，未有不由于肾者。经
云：诸痿喘呕，皆属于下。定喘之法，当于肾经责其真
水真火之不足而主之。如或脾气大虚，则以人参、白术
为主，参术补脾土以生肺金，生金则能生水，乃隔二隔
三之治也。更有哮症与喘相似，呀呷不已，喘息有音，
此表寒束其内热，致成斯疾，加味甘桔汤主之，止嗽散
亦佳。古今治喘哮症，方论甚繁，大意总不出此。

知柏八味丸　即六味丸加知母黄柏。

加味甘桔汤　治喘定哮。

甘草五分　桔梗　川贝母　百部　白前　橘红　茯
苓　旋覆花各一钱五分

吐　血

暴吐血，以祛瘀为主，而兼之降火。久吐血，以养
阴为主，而兼之理脾。古方四生丸、十灰散、花蕊石
散、祛瘀降火之法也。古方六味汤、四物汤、四君子
汤，养阴补脾之法也。然血症有外感内伤之不同，假如
咳而喘息有音，甚则吐血者，此风寒也，加味香苏散散

之。务农赤日，行旅长途，口渴自汗而吐血者，此伤暑也，益元散清之。夏令火炎，更兼秋燥，发为干咳，脉数大而吐血者，此燥火焚金也，三黄解毒汤降之。此外感之治法也。又如阴虚吐血者，初用四生丸、十灰散以化之，兼用生地黄汤以清之，吐止则用地黄丸补之。阴虚大吐血成升斗者，初用花蕊石散以化之，随用独参汤以补之，继则用四君、八珍等以调之。脏冷吐血，如天寒地冻，水凝成冰，用理中汤以温之。其或七情气结，怒动肝火者，则用加味逍遥散以疏达之。伤力吐血者，则用泽兰汤行之。此内伤之治法也。夫血以下行为顺，上行为逆，暴吐之时，气血未衰，饮食如常，大便结实，法当导之下行，病势既久，气血衰微，饮食渐减，大便不实，法当养阴血兼补脾气。大凡吐血、咯血，须用四君子之类以收功，盖阴血生于阳气，脾土旺则能生血耳，治者念之。

十灰散　祛瘀生新，止血之利剂。

大蓟　小蓟　茅根　茜根　老丝瓜　山栀　蒲黄荷叶　大黄　乳发

痹

痹者，闭也。风寒湿三气杂至，合而为痹也。其风气胜者为行痹，游走不定也；寒气胜者，为痛痹，筋骨挛痛也；湿气胜者，为着痹，浮肿重坠也。然既曰胜，则受病有偏重矣。治疗痹者，散风为主，而以除寒祛湿佐之，大抵参以补血之剂，所谓治风先治血，血行风自灭也。治痛痹者，散寒为主，而以疏风燥湿佐之，大抵参以补火之剂，所谓热则流通，寒则滞塞，通则不通，痛则不通也。治着痹者，燥湿为主，而以祛寒散风佐之，大抵参以补脾之剂，盖土旺则能胜湿而气足，自无顽麻也。通用蠲痹汤加减主之，痛甚者佐以松枝酒。复有患痹日久，腿足枯细，膝头肿大，名曰鹤膝风。此三阴本亏，寒邪袭于经络，遂成斯症，宜服虎骨胶丸，外贴普救万全膏，则渐次可愈。失之不治，则成痼疾而为废人矣。

蠲痹汤 通治风寒湿三气，合而成痹。

羌活 独活各一钱 桂心五分 秦艽一钱 当归三钱 川芎七分 甘草炙，五分 海风藤二钱 桑枝三钱 乳香透明者 木香各八分

松枝酒 治白虎历节风，走注疼痛，或如虫行，诸般风气。

松节 桑枝 桑寄生 钩藤 川断 天麻 金毛狗脊 虎骨 秦艽 青木香 海风藤 菊花 五加皮各一两 当归三两

虎骨膏丸 治鹤膝风，并治瘫痪诸症。

虎骨二斤，挫碎洗净，用嫩桑枝，金毛狗脊去毛，白菊花去蒂，各十两，秦艽二两，煎水，熬虎骨成胶，收起如蜜样，和药为丸，如不足量加炼蜜 大熟地四两 当归三两 牛膝 山药 茯苓 杜仲 枸杞 续断 桑寄生各二两 熟附子七钱 厚肉桂去皮，不见火，五钱 丹皮 泽泻各八钱 人参二两，贫者以黄芪四两代之。

普救万全膏 治一切风气，走注疼痛，以及白虎历节风，鹤膝风，寒湿流注，痈疽发背，疔疮瘰疬，跌打

损伤，腹中食积痞块，多年疟母，顽痰瘀血停蓄，腹痛泄利，小儿疳积，女人症瘕诸症，并贴患处，咳嗽疟疾，贴背脊心第七椎。予制此膏普送，取效甚速。倘贴后起泡出水，此病气本深，尽为药力拔出，吉兆也，不必疑惧。

藿香　白芷　当归尾　贝母　大枫子　木香　白蔹　乌药　生地　萝卜子　丁香　白及　僵蚕　细辛　蓖麻子　檀香　秦艽　蜂房　防风　五加皮　苦参　肉桂　蝉退　陈皮　白鲜皮　羌活　桂枝　全蝎　赤芍　高良姜　玄参　南星　鳖甲　荆芥　两头尖　独活　苏木　枳壳　连翘　威灵仙　桃仁　牛膝　红花　续断　花百头　杏仁　苍术　艾绒　蒿本　骨碎补　川芎　黄芩　麻黄　甘草　黑山栀　川乌　牙皂　半夏　草乌　紫荆皮　青风藤以上各一两五钱　大黄三两　蜈蚣三十五条　蛇蜕五条　槐枝　桃枝　柳枝　桑枝　楝枝　榆枝　楮枝以上各三十五寸　男人血余三两以上，俱浸油内　真麻油十五斤　松香一百斤，棕皮滤净　百草霜十斤，细研筛过

39

<h2 align="center">痿</h2>

痿，大症也，诸痿生于肺热。经云：五脏因肺热叶焦，发为痿躄。肺气热，则皮毛先痿而为肺鸣。心气热，则脉痿胫纵，不任地。肝气热则筋痿。口苦而筋挛。脾气热则肉痿，肌肤不仁。肾气热则骨痿，腰脊不举。丹溪治泻南方，补北方法。泻南方则肺金不受刑，补北方则心火自下降，俾西方清肃之令下行，庶肺气转清，筋脉骨肉之间，湿热渐消而痿可愈也。然经云：治

痿独取阳明，何也？盖阳明为脏腑之海，主润宗筋，宗筋主束骨而利机关也，阳明虚则宗筋纵，带脉不引，故足痿不用也。由前论之，则曰五脏有热，由后论之，则曰阳明之虚，二说似异而实同。盖阳明胃属燥土，土虚而感燥热之化，则母病传子，肺金受伤，而痿症作矣，是以治痿独取阳明也。取阳明者所以祛其燥，泻南补北者，所以清其热。治痿之法，不外补中祛燥，养阴清热而已矣。

五痿汤　治五脏痿。

人参　白术　茯苓各一钱　甘草炙，四分　当归一钱五分　苡仁三钱　麦冬二钱　黄柏炒褐色　知母各五分

虎潜丸

龟版四两　杜仲　熟地各三两　黄柏炒褐色　知母各五钱　牛膝　白芍药　虎骨酒炙，酥　当归各二钱　陈皮四钱　干姜二钱

40

脚　气

脚气者，脚下肿痛，即痹症之类也。因其痛专在脚，故以脚气名之。其肿者名湿脚气，不肿者名干脚气。湿脚气，水气胜也，槟榔散主之。干脚气，风气胜也，四物汤加牛膝木瓜主之。

槟榔散

槟榔　牛膝　防己　独活　秦艽各一钱　青木香　天麻　赤芍各八分　桑枝二钱　当归五分

疠　风

疠风即癞也，早见于《内经》，俗称大麻风。乃湿热在内，而为风鼓之，则肌肉生虫，白屑重叠，瘙痒顽麻，甚则眉毛脱落，鼻柱崩坏，事不可为矣。治法清湿热，祛风邪，以苦参汤、地黄汤主之，外以当归膏涂之，往往取效，未可据视为废疾而忽之也。

苦参汤

苦参一钱五分　生地二钱　黄柏五分　当归　秦艽　牛蒡子　赤芍　白蒺藜　丹皮　丹参　银花　贝母各一钱

地黄酒

生地二两　黄柏　苦参　丹参　草薢　菊花　银花　丹皮　赤芍　当归　枸杞子　蔓荆子　赤茯苓各一两　秦艽　独活　威灵仙各五钱　桑枝一两五钱　乌梢蛇去头尾，一具

加味当归膏　治一切疮疹，并痈肿收口皆效。

当归　生地各一两　紫草　木鳖子肉去壳　麻黄　大枫子肉去壳研　防风　黄柏　玄参各五钱　麻油八两　黄蜡二两

噎　膈

古方治噎膈，多以止吐之剂通用，不思吐湿症也宜燥，噎膈燥症也宜润。经云：三阳结谓之膈结。结，热也，热甚则物干。凡噎膈症，不出胃脘干槁四字。槁在上脘者，水饮可行，食物难入，槁在下脘者，食虽可入，久而复出。夫胃既槁矣，而复以燥药投之，不愈益

41

其燥乎。是以大小半夏二汤，在噎膈门为禁剂。予尝用启膈散开关，更佐以四君子汤调理脾胃，挟郁者则用逍遥散主之。虽然，药逍遥而人不逍遥，亦无益也。张鸡峰云：此症乃神思间病，法当内观静养。斯言深中病情，然其间有挟虫挟血挟痰与食而为患者，皆当按法兼法，不可忽也。

启膈散　通噎膈，开关之剂，屡效。

沙参三钱　丹参三钱　茯苓一钱　川贝母去心，一钱五分郁金五分　砂仁壳四分　荷叶蒂二个　杵头糠五分

调中散　通噎膈开关和胃。

北沙参三两　荷叶去筋净，一两　广陈皮浸去白，一两茯苓一两　川贝母去心，糯米拌炒，一两　丹参三两　陈仓米炒熟，三两　五谷虫酒炒焦黄，一两

河间雄黄散

雄黄　瓜蒂　赤小豆各一钱

痢　疾

古人治痢，多用坠下之品，如槟榔、枳实、厚朴、大黄之属，所谓通因通用。法非不善矣，然而效者半，不效者半，其不效者，每至缠绵难愈，或呕逆不食而成败症者，比比皆是。予为此症，细按揣摩不能置，忽见烛光，遂恍然有得，因思火性炎上者也，何以降下于肠间而为痢，良由积热在中，或为外感风寒所闭，或为饮食生冷所遏，以致火气不得舒伸，逼迫于下，里急而后重也。医者不察，更用槟榔等药下坠之，则降者愈降，而痢愈甚矣。予因制治痢散以治痢症。初起之时，方用

葛根为君，鼓舞胃气上行也。陈茶苦参为臣，清湿热也。麦芽、山楂为佐，消宿食也。赤芍药、广陈皮为使，所谓行血则便脓自愈，调气则后重自除也。制药普送，效者极多。惟于腹中胀痛，不可手按者，此有宿食，更佐以朴黄丸下之；若日久脾虚，食少痢多者，五味异功散加白芍、黄连、木香，清而补之。气虚下陷者，补中益气汤升提之。若邪热秽气塞于胃脘，呕逆不食者，开噤散启之。若久痢变为虚寒，四肢厥冷，脉微细，饮食不消者，附子理中汤加桂温之。夫久痢必伤肾，不为温暖元阳，误事者众矣，可不谨与。

治痢散　专治痢疾初起之时，不论赤白皆效。

葛根　苦参炒　陈皮　陈松萝茶各一斤　赤芍酒炒
麦芽炒　山楂炒。各十二两

朴黄丸　治痢疾初起，腹中实痛，不得手按，此有宿食也，宜下之。

陈皮　厚朴姜汁炒。各十二两　大黄一斤四两，酒蒸　广木香四两

开噤散　治呕逆食不入。书云：食不得入，是有火也，故用黄连。痢而不食，则气益虚，故加人参。虚人久痢，并用此法。

人参　川黄连姜水炒。各五分　石菖蒲七分，不见铁　丹参三钱　石莲子去壳，即建莲中有黑壳者　茯苓　陈皮　陈米一撮　冬瓜仁去壳，一钱五分　荷叶蒂二个

泄　泻

书云：湿多成五泻，泻之属湿也明矣。然有湿热、

43

有湿寒、有食积、有脾虚、有肾虚，皆能致泻，宜分而治之，假如口渴溺赤，下泻肠垢，湿热也。溺清口和，下泻清谷，湿寒也。胸满痞闷，嗳腐吞酸，泻下臭秽，食积也。食少便频，面色㿠白，脾虚也，五更天明，依时作泻，肾虚也。治泻，神术散主之。寒热食积，随症加药。脾虚者，香砂六君子汤。肾虚者，加味七神丸。凡治泻，须利小便。然有食积未消者，正不宜利小便，必算食积既消，然后利之，斯为合法。

加味七神丸 止肾泻如神。

肉豆蔻面裹煨 吴茱萸去梗，汤泡七次 广木香各一两 补骨脂盐酒炒，二两 白术陈土炒，四两 茯苓蒸，二两 车前子去壳蒸，二两

疟 疾

44

疟者，暴虐之状，因形而得名也。经曰：阴阳相搏而疟作矣。阴搏阳而为寒，阳搏阴而为热，如二人交争，此胜则彼负，彼胜则此负，阴阳互相胜负，故寒热并作也。善治疟者，调其阴阳，平其争胜，察其相兼之疟，而用药得宜，应手可愈。大法疟症初起，香芳散散之。随用加减小柴胡汤和之，二三发后，止疟丹截之。久疟脾虚，六君子汤加柴胡补之，中气下陷，补中益气汤举之。元气既回，疟症自止。书云：一日一发者其病浅，两日一发者其病深，三日一发者，其病尤深。然而寒热往来，总在少阳，久而不愈，总不离乎脾胃，盖胃虚亦恶寒，脾虚亦发热也。疏理少阳，扶助脾胃，治疟无余蕴矣。

加减小柴胡汤 治疟症之通剂，须按加减法主之。

柴胡 秦艽 赤芍各一钱 甘草五分 陈皮一钱五分
生姜一片 桑枝二钱

止疟丹 治疟症二三发后，以此止之，应手取效。

常山火酒炒 草果仁去壳 半夏曲姜汁炒 香附米酒炒
青皮去穰醋炒。各四两

水　肿

水肿症有表里寒热肾胃之分。大抵四肢肿，腹不肿
者，表也。四肢肿，腹亦肿者，里也。烦渴口燥，溺赤
便闭，饮食喜凉，此属阳水，热也。不烦渴，大便自
调，饮食喜热，此属阴水，寒也。先喘而后肿者，肾经
聚水也。先肿而后喘，或但肿而不喘者，胃经蓄水也。
经云：肾者，胃之关也。关闭则水积，然胃病而关亦自
闭矣。治胃者，五皮饮加减主之。治肾者，肾气丸加减
主之。或问：书云，先喘后肿其病在肺，何也？答曰：
喘虽肺病，其本在肾，经云：诸痿喘呕，皆属于下，是
也。若外感致喘，或专属肺经受邪，内伤致喘，未有不
由于肾者，治者详之。

五皮饮 治胃经聚水，乃通用之剂，华佗《中脏
经》之方也，累用累验。

大腹皮黑豆汁洗 茯苓皮 陈皮 桑白皮各一钱五分
生姜皮八分

金匮肾气丸 治肾经聚水，小便不利，腹胀肢肿，
或痰喘气急，渐成水蛊，其效如神。然肾经聚水，亦有
阴阳之分，不可不辨也。经云：阴无阳无以生，阳无阴

45

无以化。经又云：膀胱者州都之官，津液藏焉，气化则能出矣。假如肾经阳虚，阴无以生，真火不能制水者，宜用此丸。假如肾经阴虚，阳无以化，真阴不能化气者，宜用本方去附桂主之。东垣云：土在雨中化为泥，阴水之象也。河间云：夏热之甚，庶土蒸溽，阳水之象也。知斯意者，可以治水也。

大熟地八两　山药四两　山萸肉　丹皮　泽泻　车前子　牛膝各二两　茯苓六两　肉桂一两　附子一两，虚寒甚者倍之

鼓　胀

或问：方书有鼓胀蛊胀之别，何也。答曰：鼓者，中空无物，有似于鼓。蛊者，中实有物，非虫即血也。中空无物，填实则消，经所谓热因寒用是也。中实有物，消之则平，经所谓坚者削之是已，然胀满有寒热虚实浅深部位之不同。若不细辨，何由取效。假如溺赤便闭，脉数有力，色紫黑，气粗厉，口渴饮冷，唇焦舌燥，多属于热。假如溺清便溏，脉细无力，色㿠白，气短促，喜饮热汤，舌润口和，多属于寒。又如腹胀按之不痛，或时胀时减者为虚。按之愈痛，腹胀不减者为实。凡胀满饮食如常者，其病浅。饮食减少者，其病深。且胀有部分，纵是通腹胀满，亦必有胀甚之部，与病先起处，即可知属脏腑，而用药必以之为主。东垣治胀满，总不外枳术补中二方，出入加减，寒热攻补，随症施治。予因制和中丸普送，效者甚多。有力者当修合以济贫乏。又气虚中满，宜用白术丸，而以六君子汤佐

之。中空无物，不用枳实，恐伤气也。

枳术丸 除胀消食。

枳实一两，麸炒 白术二两，陈土炒

和中丸

白术陈土炒，四两 扁豆炒，三两 茯苓一两五钱 枳实麸炒，二两 陈皮三两 神曲炒黑 麦芽炒 山楂炒 香附姜汁炒，二两 砂仁一两五钱 半夏姜汁炒，一两 丹参二两，酒炙 五谷虫三两，酒拌炒焦黄色 荷叶一枚

白术丸 治气虚中满。

白术 白茯苓 陈皮各二两 砂仁 神曲各一两五钱 五谷虫四两

三黄枳术丸 治热食所伤，肚腹胀痛，并湿热胀满，大便闭结者。

黄芩一两，酒炒 黄连四钱，酒炒 大黄七钱五分，酒蒸 神曲炒 枳实面炒 白术陈土炒 陈皮各五钱

积 聚

积者，推之不移，成于五脏，多属血病。聚者，推之则移，成于六腑，多属气病。治积聚者，当按初中末之三法焉。邪气初客，积聚未坚，宜直消之而后和之。若积聚日久，邪盛正虚，法从中治，须以补泻相兼为用。若块消及半，便从末治，即住攻击之药，但和中养胃导达经脉，俾荣卫流通，而块自消矣。更有虚人患积者，必先补其虚，理其脾，增其饮食，然后用药攻其积，斯为善治，此先补后攻之法也。初治，太无神功散主之；中治，和中丸主之；末治，理中汤主之。予尝以

此三法，互相为用，往往有功。

太无神功散　治痞积，不拘气血饮食，虫积痰水皆效。

地萹蓄　瞿麦穗　大麦芽各五钱　神曲二钱五分　沉香　木香各一钱五分　甘草炙，五钱　大黄酒蒸，二两

奔豚丸

川楝子煨、去肉，一两　茯苓　橘子盐水炒，各一两五钱肉桂三钱　附子炮　吴茱萸汤泡七次。各五钱　荔枝子煨，八钱　小茴香　木香各七钱

疝　气

疝者，少腹痛引睾丸也。经云，任脉为病，男子外结七疝，女子带下瘕聚。七疝者，一曰冲疝，气上冲心，二便不通也。二曰狐疝，卧则入腹，立则出腹也。三曰癩疝，阴囊肿大，如升如斗也。四曰厥疝，肝气上逆也。五曰瘕疝，腹有癥瘕，痛而热，时下白浊也。六曰㿉疝，内裹脓血也。七曰癃癃疝，内裹脓血，小便不通也。愚按：厥疝即冲疝，癃癃疝即㿉疝，其名有七，其实五者而已。疝之根起于各脏，而归并总在厥阴。以肝主筋，又主痛也。治疝之法非一，而分别不外气血，气则逆走不定，血则凝聚不散也，橘核丸加减主之。

橘核丸　通治七疝。

橘核二两，盐酒炒　小茴香　川楝子煨去肉　桃仁去皮尖及双仁者，炒　香附醋炒　山楂子炒。各一两　广木香　红花各五钱　神曲三两

痰　饮

凡病未有不发热，不生痰者，是痰与热乃杂病兼见之症，似无容专立法门矣。然亦有杂病轻而痰饮重，则专以痰饮为主治。书有五痰之名，以五脏分主之也。五饮之名，随症见也，其实犹未确当。大抵痰以燥湿为分，饮以表里为别。湿痰滑而易出，多生于脾，脾实则消之，二陈汤，甚则滚痰丸；脾虚则补之，六君子汤，兼实兼热，随症加药。燥痰涩而难出，多生于肺，肺燥则润之，贝母栝楼散。肺受火刑，不能下降，以致真水上泛，则滋其阴，六味丸。饮有在表者，干燥发热而咳，面目四肢浮肿，香苏五皮散。饮有在里者，或停心下，或伏两胠，咳则相引而痛，或走肠间，辘辘有声，用小半夏加茯苓汤，随其部位而分治之。此治痰饮之大法也。书云：治痰先理脾。以痰属湿，脾土旺则能胜湿耳。治痰如此，饮亦宜然。然脾经痰饮，当健脾以祛其湿。若肾虚水泛，为痰为饮者，必滋其肾，肾水不足，则用六君。若命门真火衰微，寒痰上泛者，则用八味肾气丸，补火生土，开胃家之关，导泉水下流，而痰饮自消矣。

二陈汤　治胃中寒湿痰浊之主方，然只能治实痰之标，不能治虚痰之本，吐血消渴妊娠忌用。

半夏　茯苓　陈皮去白，各一钱　甘草炙，五分　生姜二片　大枣二枚

滚痰饮　治实热老痰，变生怪症。

大黄蒸片刻　黄芩炒。各四钱　青礞石硝煅金色　沉香细

49

剉。各三钱　辰砂细研水飞，二钱

贝母栝楼散

贝母一钱五分　栝楼一钱　花粉　茯苓　橘红　桔梗
各八分

十味肾气丸　即八味丸加车前、牛膝

吐　呕　哕

呕者，声与物俱出；吐者，有物无声；哕者，有声
无物，世俗谓之干呕。东垣以此三者，皆因脾胃虚弱，
或寒气所客，或饮食所伤，以致气逆而食不得下也，香
砂二陈汤主之。然呕吐多有属火者，经云：食不得入，
是有火也，食入反出，是有寒也。若拒格饮食，点滴不
入者，必用姜水炒黄连以开之，累用累效。至于食入反
出，固为有寒。若大便闭结，须加血药以润之，润之不
去，宜蜜煎导而通之。盖下窍开，上窍即入也。其有因
脾胃虚弱而吐者，补中为主，理中汤。其有因痞积凝滞
而吐者，消积为主，和中丸。若命门火衰，不能生土
者，补火为主，八味丸。复有呃逆之症，气自脐下直冲
上，多因痰饮所致，或气郁所发，扁鹊丁香散主之。若
火气上冲，橘皮竹茹汤主之。至于大病中见呃逆者，是
谓土败木贼，为胃绝，多难治也。

橘皮竹茹汤

陈皮去白，二钱　竹茹一团　半夏　人参　甘草各一钱

三　消

经云：渴而多饮为上消，消谷善饥为中消，口渴小

便如膏者为下消。三消之症，皆燥热积聚也。大法，治上消者，宜润其肺，兼清其胃，二冬汤主之。治中消者，宜清其胃，兼滋其肾，生地八物汤主之。治下消者，宜滋其肾，兼补其肺，地黄汤生脉散并主之。夫上消清胃者，使胃火不得伤肺也，中消滋肾者，使相火不得攻胃也，下消清肺者，滋本源以主水也。三消之治，不必专执本经，而滋其化源，则病易痊矣。书又云：饮一溲一，或饮一溲二，病势危急。仲景用八味丸主之，所以安固肾气也，而河间则用黄芪汤和平之剂，大抵肺肾虚而不寒者，宜用此法。又按仲景少阴篇云：肾经虚，必频饮热汤以自救，乃同气相求之理。今肾经虚寒，则引水自灌，虚寒不能制约，故小便频数，似此不必与消症同论，宜用理中汤加益智仁主之。然予尝见伤暑发喘之症，小便极多，不啻饮一而溲二者，用六味加知柏而效。可见此症，又由肾经阴虚而得，治宜通变，正当临症制宜，未可一途而取也。

二冬汤 治上消。

天冬二钱，去心 麦冬三钱，去心 花粉一钱 黄芩一钱 知母一钱 甘草五分 人参五分 荷叶一钱

生地八物汤 治中消。

生地三钱 山药一钱五分 知母一钱五分 麦冬三钱 黄芩一钱 黄连一钱 黄柏一钱 丹皮一钱五分 荷叶二枚

生脉散

麦冬二钱 人参一钱 北五味十五粒

黄芪汤 治肺肾两虚，饮少溲多。

黄芪二钱 五味子一钱 人参 麦冬 枸杞子 大熟

地各一钱五分

小 便 不 通

小便不通，谓之癃闭。癃闭与淋症不同，淋则便数而茎痛，癃闭则小便点滴而难通。东垣云：渴而小便不通者，热在上焦气分也，宜用四苓散加山栀黄芩等药以分利之。若大便亦闭，加大黄元明粉之类。不渴而小便不利者，热在下焦，血分也，宜用滋阴化痰之法，若滋肾丸之类是已。大法无阳则阴无以生，无阴则阳无以化，下元真阴不足，则阳气不化，必滋其阴；若下元真阳不足，则阴气不生，必补其阳。譬如水肿鼓胀，小便不通者，服金匮肾气丸，而小便自行，阴得阳以生也；复有用桂附服之而亦效者，阳得阴而化也。此阴阳气化之精义也。更有小便不通，因而吐食者，名曰关格。经云：关则不得小便，格则吐逆。关格者不得尽其命矣，宜用假苏散治之。又丹溪治孕妇转胞，小便不通者，用补中益气汤，随服而探吐之，往往有效。譬如滴水之器，上窍闭则下窍不通，必上窍开，然后下窍之水出焉。丹溪初试此治，以为偶中，后来屡用屡验，遂恃为救急良法。每见今人治转胞症，投补中益气，而不为探吐，且曰古法不效，有是理乎？予尝用茯苓升麻汤，治此有验。盖用升麻以举其胎气，用茯苓以利小便，用归芎以活其胎，用苎根理胞系之缭乱。此以升剂为通之法也。附录于此，以俟明哲。

四苓散　即五苓散去桂枝。

滋肾丸

52

黄柏_{炒褐色}　知母_{蒸。各二两}　肉桂_{去皮，一钱}

茯苓升麻汤

茯苓_{赤白各五钱}　升麻_{一钱五分}　当归_{二钱}　川芎_{一钱}
苎根_{三钱}

大 便 不 通

　　经曰：北方黑色，入通于肾，开窍于二阴。是知肾
主二便，肾经津液干枯，则大便闭结矣。然有实闭虚闭
热闭冷闭之不同，如阳明胃实，燥渴谵语，不大便者实
闭也，小承气汤下之。若老弱人精血不足，新产妇人气
血干枯，以致肠胃不润，此虚闭也，四物汤加松子仁、
柏子仁、肉苁蓉、枸杞、人乳之类以润之，或以蜜煎导
而通之。若气血两虚，则用八珍汤。热闭者口燥唇焦，
舌胎黄，小便赤，喜冷恶热，此名阳结，宜用清药及攻
下之法，三黄枳术丸主之。冷闭者，唇淡口和，舌胎
白，小便清，喜冷恶热，此名阴结，宜用温药，而兼润
燥之法，理中汤加归芍主之。凡虚人不大便，未可勉强
通之。大便虽闭，腹无所苦，但与润剂，积久自行，不
比伤寒邪热，消烁津液，有不容刻缓之势也。予尝治老
人虚闭，数至圊而不能便者，用四物汤及滋润药加升
麻，屡试屡验，此亦救急之良法也。大小肠交，阴阳拂
逆也，大便前出，小便后出，名曰交肠，五苓散主之。
复有老人阴血干枯，大肠结燥，便溺俱自前出，此非交
肠乃血液枯涸之征，气血衰败之候也，多服大剂八珍
汤，或可稍延岁月耳。遗尿有二症：一因脾胃虚弱，仓
廪不固，肠滑而遗者；一因火性急速，逼迫而遗者，宜

53

分别治之。脾虚，理中汤；火盛，芍药甘草汤加黄连。脱肛亦有二症：一因气虚下陷而脱者，补中益气汤；一因肠胃有火，肿胀下脱者，四物汤，升麻、黄芩、荷叶之属。

小便不禁

经云：膀胱不利为癃，不约为遗溺。所以不及者，其因有三。一曰肝热，肝气热则阴挺失职，书云：肝主疏泄是已，加味逍遥散主之。二曰气虚，中气虚则不能统摄，以致遗溺，十补汤主之。大抵老幼多见此症，悉属脬气不固，老人挟寒者多，婴儿挟热者众；挟寒者用本方，挟热者六味地黄丸。三曰肾败，狂言反目，溲便自遗者，此肾绝也。伤寒日久见之，多难救，中风见之，随用大剂附子理中汤，频灌，间有得生者，盖暴脱者可以暴复。若病势日深，则不可为也。然风症亦有阴虚而遗溺者，不宜偏用热药，治者详之。

便　　血

便血症，有肠风，有脏毒，有寒有热。病人脏腑有热，风邪乘之，则下鲜血，此名肠风，清魂散主之。若肠胃不清，下如鱼肠，或如豆汁，此名脏毒，芍药汤主之。凡下血症脉数有力，唇焦口燥，喜冷畏热，是为有火，宜用前方加黄芩丹皮生地之属。若脉细无力，唇淡口和，喜热畏寒，或四肢厥冷，是为有寒，宜用温药止之，理中加归芍主之。若便久不止，气血大虚，宜用归脾、十全辈统血归经。血本属阴，生于阳气，治者宜滋其化源。

清魂散

荆芥三钱　当归五钱

尿　　血

中心主血、心气热则遗热于膀胱，阴血妄行而溺出焉。又肝主疏泄，肝火盛亦令尿血。清心，阿胶散主之。平肝，加味逍遥散主之。若久病气血俱虚而见此症，八珍汤主之。凡治尿血，不可轻用止涩药，恐积瘀于阴茎，痛楚难当也。

阿胶散

阿胶水化开冲服，一钱　丹皮　生地各二钱　黑山栀丹参　血余即乱发灰存性　麦冬　当归各八分

遗　　精

梦而遗者，谓之遗精，不梦而遗者，谓之精滑。大抵有梦者，由于相火之强，不梦者，由于心肾之虚。然今人体薄，火旺者，十中之一，虚弱者，十中之九。予因以二丸分主之。一曰清心泻火丸，止遗之法也，一曰十补丸，大补气血，俾气旺则能摄精也。其有因诵读劳心而得者，更宜补益，不可轻用凉药。复有因于湿热者，湿热伤肾，则水不清，法当导湿为先，湿去水清，而精自固矣，秘精丸主之。

清心丸　清心火，泻相火，安神定志，止梦泄。

生地四两，酒洗　丹参二两　黄柏五钱　牡蛎　山药枣仁炒　茯苓　茯神　麦冬各一两五钱　北五味　车前子

55

远志各一两

十补丸

大熟地四两　当归二两　白芍二两　黄芪四两　人参二两　白术四两　茯苓二两　山药三两　枣仁二两　远志二两　山萸肉三两　杜仲三两　续断二两　北五味一两　龙骨一两　牡蛎一两

黄　　疸

黄疸者目珠黄，渐及皮肤，皆见黄色也。此湿热壅遏所致，如盦曲相似，湿蒸热郁，而黄色矣。然湿热之黄，黄如橘子柏皮，间火气而光彩，此名阳黄。又有寒湿之黄，黄如熏黄色，暗而不明，或手足厥冷，脉沉细，此名阴黄。阳黄者，栀子柏皮汤，如便闭不通，宜用茵陈大黄汤。阴黄者，茵陈五苓散，如不应，用茵陈姜附汤。其间有伤食者，名曰谷疸，伤酒者，名曰酒疸。出汗染衣，名曰黄汗。皆阳黄之类也。谷疸胸膈满闷，嗳腐吞酸，以加味枳术汤加茵陈治之，应手辄效。酒疸，更加葛根。黄汗，用栀子柏子汤加白术。其间有女劳黄，及阴疸之类，宜用姜附汤加参术补之。复有久病之人，乃老年人，脾胃亏损，面目发黄，其色黑暗不明，此脏腑之真气泄露于外，多为难治，宜用六君子汤主之。

加味枳术汤

白术二钱　枳实　陈皮　麦芽　山楂　茯苓　神曲　连翘各一钱　茵陈　荷叶各一钱五分　泽泻五分

不 能 食

有风寒食不消者，病气退而食自进。有积滞食不消者，祛其积而食自消。古方神术散、保和汤、枳术丸皆消积进食之法也。然有脾气虚弱，不能消化者；有命门火衰，不能生脾土，而食不消者。东垣云：胃中元气盛，则能食而不伤，过时而不饥，脾胃俱旺，则能食而肥。脾胃俱衰，则不能食而瘦。坤土虚弱，不能消食，岂可更行克伐，宜用六君子，补中益气汤补之。许学士云：不能食者，未可专责之脾，肾经元阴不足，不能熏蒸腐化。譬如釜中水谷，底下无火，其何能熟？火为土母，虚则补其母，庶元气蒸腾，饮食增益，八味丸主之。世俗每见不能食症，辄用枳朴黄连，实者当之犹可，虚人得之，祸不旋踵。大凡不能食，而吞酸嗳腐，胸膈满闷，未必尽属积食也。多有脾虚肾弱而致此者，治者详之。

57

不 能 卧

有胃不和，卧不安者，胃中胀闷疼痛，此食积也，保和汤主之。有心血空虚，卧不安者，皆由思虑太过，神不藏也，归脾汤主之。有风寒邪热传心，或暑热乘心，以致躁扰不安者，清之而神自定。有寒气在内，而神不安者，温之而神自藏。有惊恐不安卧者，其人梦中惊跳怵惕是也，安神定志丸主之。有湿痰壅遏，神不安者，其症呕恶气闷胸膈不利，用二陈汤导去其痰，其卧立至。更有被褥冷暖太过，天时寒热不匀，皆令不得安卧，非关于病，医家慎勿误治也。

安神定志丸

茯苓　茯神　人参　远志各一两　石菖蒲　龙齿各五钱

自汗盗汗

自汗症有风伤卫自汗出者，有热邪传里自汗出者，有中暑自汗出者，有中寒冷汗自出者，治法俱见本门。然风火暑热症，自汗太多，犹恐亡阳，尚当照顾元气，矧在虚寒者乎？是以人参芪术，为敛汗之圣药。挟寒者，则以附子佐之，轻剂不应，则当重剂以投之。设仍不应，则以龙骨牡蛎北五味等收涩之品，补助而行。或以人参养荣汤，相兼而用。盖补可去弱，涩可固脱，自然之理也。其盗汗症，伤寒邪客少阳则有之，外此悉属阴虚。古方当归六黄汤，药味过凉，不宜于阴虚之人，阴已虚而更伤其阳，能无损乎？宜用八珍汤加黄芪麦冬五味主之。方有黄芪，以气旺则能生阴也。

当归六黄汤

当归　黄芪　黄芩　黄柏　黄连　甘草等分

癫狂痫

经云：重阴为癫，重阳为狂，而痫症，则痰涎聚于经络也。癫者，痴呆之状，或笑或泣，如醉如梦，言语无序，秽洁不知。此志愿太高，而不遂所欲者多得之，安神定志丸主之。狂者发作，刚暴骂詈，不避亲疏，甚则登高而歌，弃衣而走，逾垣上屋。此痰火结聚所致，或风伤阳明，邪热所发痰火，生铁落饮、滚痰丸并治之，伤寒邪热，大承气汤下之。痫者忽然发作，眩仆倒地，不省高下，甚则瘛疭抽掣，目斜口㖞，痰涎直流，叫喊作畜声。医家听其五声，分为五脏，如犬吠者肺也，羊嘶者肝也，马鸣者心也，牛吼者脾也，猪叫者肾也。虽有五脏之殊，而为痰涎则一，定痫丸主之。既愈之后，则用河车丸以断其根。已上三症，皆频治取验者也。若妄意求奇，失之远矣。

生铁落饮

天冬_{去心} 麦冬_{去心} 贝母_{各三钱} 胆南星 橘红 远志肉 石菖蒲 连翘 茯苓 茯神_{各一钱} 玄参 钩藤 丹参_{各一钱五分} 辰砂_{三分} 生铁落_{煎汤代水}

定痫丸 男妇小儿痫症并皆治之，凡癫狂症，亦有服此药而愈者。

明天麻_{一两} 川贝母_{一两} 胆南星_{九制者，五钱} 半夏_{姜汁炒，一两} 陈皮_{洗去白，七钱} 茯苓_{蒸，一两} 茯神_{去木蒸，一两} 丹参_{二两} 麦冬_{去心，二两} 石菖蒲_{石杵碎，取粉，五钱} 远志_{去心，甘草水泡，七钱} 全蝎_{去尾，甘草水洗，五钱} 僵蚕_{甘草水洗，去嘴炒，五钱} 真琥珀_{五钱，腐煮灯草研} 辰砂_{细研水飞，三钱}

河车丸

紫河车_{一具} 茯苓 茯神 远志_{各一两} 人参_{五钱} 丹参_{七钱}

惊 悸 恐

惊者，惊骇也；悸者，心动也；恐者，畏惧也。此三者皆发于心，而肝肾因之。方书分为三门，似可不必。经云：东方青色，入通乎肝，其病发惊骇。惊虽属肝，然心有主持则不惊矣，心惊然后胆怯，乃一定之理。心气热，朱砂安神丸主之。心气虚，安神定志丸主之。悸为心动，谓之怔忡，心筑筑而跳，摇摇而动也，皆由心虚挟痰所致，定志丸加半夏、橘红主之。恐为肾志，亦多由心虚而得。经云：心怵惕思虑则伤神，神伤则恐惧自失。十全大补汤主之。若肾经真阳不足以致恐者，更佐以八味丸加鹿茸人参之类。予尝治惊悸恐惧之症，有用大补数十剂，或百余剂而后愈者，毋谓七情之病，而忽视之也。

朱砂安神丸

黄连酒炒，一钱五分　朱砂水飞，一钱　甘草五分　生地黄酒洗，五钱　当归酒拌，二钱

60

眩　晕

眩谓眼黑，晕者头旋也，俗称头旋眼花是也。其中有肝火内动者，经云：诸风掉眩，皆属肝木是也，逍遥散主之。有湿痰壅遏者，书云：头旋眼花，非天麻半夏不除是也，半夏白术天麻汤主之。有气虚挟痰者，书云：清阳不升，浊阴不降，则上重下轻也，六君子汤主之。亦有肾水不足，虚火上炎者，六味汤。亦有命门火衰，真阳上泛者，八味汤。此治眩晕之大法也。予尝治大虚之人，眩晕自汗，气短脉微，其间有用参数斤而愈者，有用参十数斤而愈者，有用附子二三斤者，有用芪术熬膏近半石者，其所用方，总不离十全八味六君子

等。惟时破格投剂，见者皆惊，坚守不移，闻者尽骇，乃至事定功成，甫知非此不可。想因天时薄弱，人禀渐虚，至于如此，摄生者可不知所慎欤。

半夏白术天麻汤

半夏一钱五分　天麻　茯苓　橘红各一钱　白术三钱
甘草五分　生姜一片　大枣二枚

头　痛

头为诸阳之会，清阳不升，则邪气乘之，致令头痛。然有内伤外感之异，外感风寒者宜散之，热邪传入胃腑，热气上攻者宜清之，直中症寒气上逼者宜温之。治法详见伤寒门，兹不赘。然除正风寒外，复有偏头风，雷头风，客寒犯脑，胃火上冲，痰厥头痛，大头天行，破脑伤风，眉棱骨痛，眼眶痛等症。更有真头痛，朝不保暮，势更危急，皆宜细辨。偏头风者，半边头痛，有风热，有血虚。风热者，筋脉抽掣，或鼻塞常流浊涕，清空膏主之。血虚者昼轻夜重，痛连眼角，逍遥散主之。雷头风者，头痛而起核块，或头中雷鸣，多属痰火，清震汤主之。客寒犯脑者，脑痛连齿，手足厥冷，口鼻气冷，羌活附子汤主之。胃火上冲者，脉洪大，口渴饮冷，头筋扛起者，加味升麻汤主之。痰厥头痛者，胸膈多痰，动则眩晕，半夏白术天麻汤主之。肾厥头痛者，头重足浮，腰膝酸软，经所谓下虚上实是也。肾气衰则下虚，浮火上泛，故上实也。然肾经有真水虚者，脉必数而无力，有真火虚者，脉必大而无力，水虚六味丸，火虚八味丸。大头天行者，头肿者甚如

61

斗，时疫之症也。轻者名发颐，肿在耳前后，皆火郁也，普济消毒饮主之，更加针砭以佐之。破脑伤风者，风从破处而入，其症多发搐搦，防风散主之。眉棱骨痛，或眼眶痛，俱属肝经，见光则痛者，属血虚，逍遥散；痛不可开者，属风热，清空膏。真头痛者，多属阳衰，头统诸阳，而脑为髓海，不任受邪。若阳气大虚，脑受邪侵，则发为真头痛。手足青至节，势难为矣，速用补中益气汤，加蔓荆子、川芎、附子，并进八味丸，间有得生者，不可忽也。

清空膏

羌活　防风各六钱　柴胡五分　黄芩半生半炒，一钱五分　川芎四分　甘草炙，一钱　薄荷三分　黄连酒炒，六分

加味清震汤

升麻一钱　苍术一钱　青荷叶一个全用　甘草炙　陈皮各八分　荆子　荆芥各一钱五分　薄荷五分

羌活附子散

羌活一钱　附子　干姜各五分　炙甘草八分

加味升麻汤

升麻　葛根　赤芍　甘草各一钱　石膏二钱　薄荷三分　灯心二十节

半夏白术天麻汤

半夏一钱五分　白术　天麻　陈皮　茯苓各一钱　甘草炙，五分　生姜二片　大枣三个　蔓荆子一钱

普济消毒饮　治大头症，肿甚者宜砭之。

甘草　桔梗　黄芩酒炒　黄连酒炒，各一钱　马勃　玄参　橘红　柴胡各五钱　薄荷六分　升麻二分　连翘　牛

蒡子炒，八分

防风散 治破脑伤风

防风 生南星炮。等分

心 痛

当胸之下岐骨陷处属心之部位，其发痛者，则曰心痛。然心不受邪，受邪则为真心痛，旦暮不保矣。凡有痛者，胞络受病矣。胞络者，心主之宫城也。寇凌宫禁，势已可危，而况犯主乎，故治之宜亟亟也。心痛有九种：一曰气，二曰血，三曰热，四曰寒，五曰饮，六曰食，七曰虚，八曰虫，九曰疰，宜分而治之。气痛者，气壅攻刺而痛，游走不定也，沉香降气散主之。又血痛者，痛有定处而不移，转侧若刀锥不利，手拈散主之。热痛者，舌燥唇焦，溺赤便闭，喜冷畏热，其痛或作或止，脉洪大有力，清中汤主之。寒痛者，其痛暴发手足厥冷，口鼻气冷，喜热畏寒，其痛绵绵不休，脉沉细无力，姜附汤加肉桂主之。饮痛者，水饮停积也，干呕吐涎或咳或噎，甚则摇之作水声，脉弦滑，小半夏加茯苓汤主之。食痛者，伤于饮食，心胸胀闷，手不可按，或吞酸嗳腐，脉紧滑，保和汤主之。虚痛者，心悸怔忡，以手按之则痛止，归脾汤主之。虫痛者，面白唇红或唇之上下有白斑点，或口吐白沫，饥时更甚，化虫丸主之。疰痛者，触冒邪祟，卒而心痛，面目青黯，或昏愦谵语，脉来乍大乍小，或两手如出两人，神术散葱白酒生姜汤并主之。此治心痛之大法也。或问久痛无寒，暴痛无火，然乎否乎？答曰：此说亦宜斟酌，如人

63

素有积热，或受暑湿之热，或热食所伤而发，则暴痛亦属火矣，岂宜热药疗之。如人本体虚寒，经年累月，频发无休，是久痛亦属寒矣，岂宜寒药疗之。且凡病始受热中，未传寒中者，比比皆是。必须临症审确，逐一明辨，斯无误也。又或谓诸痛为实，痛无补法亦非也。如人果属实痛，则不可补。若属虚痛，必须补之，虚而且寒，则宜温补并行。若寒而不虚，则专以温药主之。丹溪云：温即是补。若虚而兼火，则补剂中须加凉药，此治痛之良法，治者宜详审。至于《内经》论痛，寒症居十九，热症仅十一，则以寒滞热散故也。

沉香降气散　治气滞心痛。

沉香三钱，细锉　砂仁七钱　甘草炙，五钱　香附盐水炒，五两　延胡索一两，酒炒　川楝子煨，去肉，净一两

手拈散　治血积心痛。

延胡索醋炒　香附酒炒　五灵脂去土醋炒　没药箬上炙干，等分

清中汤　治热厥心痛

香附　陈皮各一钱五分　黑山栀　金铃子　延胡索各八分　甘草炙，五分　川黄连姜汁炒，一钱

姜附汤　治寒厥心痛。

高良姜酒炒　香附醋炒，等分

保和汤　治伤食心痛。

麦芽　山楂　卜子　厚朴　香附各一钱　甘草　连翘各五分　陈皮一钱五分

归脾汤　治气血虚弱，以致心痛。

黄芪一钱五分　白术　人参　茯神　枣仁　当归各一

钱　远志七分　木香　甘草炙。各五分　圆眼肉五枚

化虫丸　治虫啮心痛。

芜荑去梗　白雷丸各五钱　槟榔一钱五分　雄黄一钱五分
木香　白术　陈皮各三钱　神曲四钱，炒

胸　痛

胸者肺之分野，然少阳胆经受病，亦令胸痛，此邪气初传入里，而未深入于里，故胸痛也。古方用柴胡汤加枳壳治之，如未应，本方加小陷胸汤一服。其效如神。又风寒在肺，胸满痛气喘，宜用甘桔汤，加理气散风之剂，又饮食填塞者，宜用吐法。其肺痈肺痿二症，详见虚劳，兹不赘。

胁　痛

伤寒胁痛，属少阳经受邪，用小柴胡汤。杂症胁痛，左为肝气不和，用柴胡疏肝散，七情郁结，用逍遥散，若兼肝火痰饮食积瘀血，随症加药。右为肝移邪于肺，用推气散。凡治实症胁痛，左用枳壳，右用郁金，皆为的剂。然亦有虚寒作痛，得温则散，按之则止者，又宜温补不可拘执也。

柴胡疏肝散　治左胁痛。

柴胡　陈皮各一钱二分　川芎　赤芍　枳壳麸炒　香附醋炒，各一钱　甘草炙，五分

雄黄散　治右胁痛。

枳壳一钱　郁金一钱　桂心　甘草炙。各五分　桔梗
陈皮各八分　姜二片　枣二枚

栝楼散 治肝气燥急而胁痛，或发水泡。

大栝楼一枚，连皮捣烂 粉甘草一钱 红花七分

胃脘痛

胃脘痛，治法与心痛相仿，但停食一症，其胀痛连胸者吐之，胀痛连腹者下之，其积食之轻者，则用神术散消之。又有胃脘痛症，呕而吐脓血者，不可妄治。书云：呕家有脓，不须治，呕脓尽自愈。

腹 痛

腹中痛，其寒热，食积，气血，虫蛊，办法亦与心痛相符。惟有肝木乘脾、绞肠痧、腹内痈之三症有不同耳。经云：诸痛皆属于肝，肝木乘脾则腹痛。仲景以芍药甘草汤主之，甘草味甘，甘者已也；芍药味酸，酸者甲也，甲已化土，则肝木平而腹痛止矣。伤寒症中，有由少阳传入太阴而腹痛者，柴胡汤加芍药。有因误下传入太阴而腹痛者，桂枝汤加芍药，即同此意。寻常腹痛，全在寒热食积，分别详明为主。凡腹痛，乍作乍止，脉洪有力，热也，以芍药甘草汤加黄连清之。若嗳腐吞酸，饱闷膨胀，腹中有一条扛起者，是食积也，保和丸消之。消之而痛不止，便闭不行，腹痛拒按者，三黄枳术丸下之。设或下后仍痛，以手按其腹，若更痛者，积未尽也，仍用平药再消之。若按之痛止者，积已去而中气虚也，五味异功散补之。若消导攻下之后，渐变寒中，遂至恶冷喜热，须易温中之剂，此火痛兼食之治法也。若腹痛绵绵不减，脉迟无力者，寒也，香砂理

66

中汤温之。若兼饱闷胀痛，是有食积，不便骤补，香砂二陈汤加姜桂楂芽厚朴温而消之。消之而痛不止，大便反闭，名曰阴结，以木香丸热药下之，下后仍以温剂和之。此寒痛兼食之治法也。若因浊气壅塞，走注疼痛，木香调气散散之。若因瘀血积聚，呆痛不移，泽兰汤行之。虫啮而痛，唇有斑点，饥时更甚，化虫丸消之。伤暑霍乱四味香薷饮解之。更有干霍乱症，欲吐不得吐，欲泻不得泻，变在须臾，俗名搅肠沙是也。更有遍体紫黑者，名曰乌沙胀，急用烧盐，和阴阳水吐之，或用四陈汤服之，外或武侯平安散，点左右大眼角，其人即苏。更腹内痛一症，当脐肿痛，转侧作水声，小便如淋，千金牡丹皮散化之。古方治腹痛症，多以寒者为虚，热者为实，未尽然也。盖寒症亦有实痛者，热症亦有虚痛者，如寒痛兼食则为实矣，挟热久痢则为虚矣。凡看症之法，寒热虚实，互相辨明，斯无误也。

芍药甘草汤 止腹痛如神。

　白芍药酒炒，三钱　　甘草炙，一钱五分

三黄枳术丸 消热食，除积滞，腹痛拒按，便闭溺赤，名曰阳结，宜用本方。若冷食所伤，宜用木香丸。若冷热互伤，须酌其所食冷热之多寡而并用之，此东垣法也。

　黄芩一两　黄连五钱　大黄七钱五分　神曲　白术　枳实　陈皮各五钱　荷叶一枚

香砂二陈汤 即二陈汤加木香砂仁。

木香丸 治寒积冷食，腹痛拒按，或大便闭结，谓之冷闭，名曰阴结，本方攻之。

木香　丁香_{各一钱五分}　干姜_{三钱}　麦芽_{炒，五钱}　陈皮_{三钱}　巴豆_{三十粒，去壳炒黑}

诸葛武侯平安散

朱砂_{二钱}　麝香　冰片_{各五厘}　明雄黄　硼砂_{各五分}白硝_{二分}

四陈汤

陈皮_{去白}　陈香圆_{去穰}　陈枳壳_{去穰，麸炒}　陈茶叶_{等分}

千金牡丹皮散　治腹内痈。

牡丹皮_{三钱}　苡仁_{五钱}　桃仁_{十粒}　栝楼仁_{去壳去油，净二钱}

少　腹　痛

书云：大腹属太阴，当脐属少阴，少腹属厥阴。伤寒传至厥阴，少腹痛甚，此热邪也，宜下之。若热结在里，蓄血下焦，亦宜下之。若直中厥阴，少腹冷痛，则为寒邪，宜温之。治法已详本门。寻常少腹痛，多属疝瘕奔豚之类。书云：男子内结疝瘕，女子带下瘕聚，古人更有痃癖症瘕之名，皆一类也。痃如弓弦，筋扛起也；瘕者隐僻，沉着附骨也；症则有块可征，犹积也，多属瘀血；瘕者假也，忽聚而忽散，气为之也。奔豚者，如江豚之上窜，冷气上冲也。其症瘕之气，聚于小肠，则曰小肠气，聚于膀胱，则曰膀胱气。小肠气，矢气则快，膀胱气，少腹热，若沃以汤，涩于小便也。凡治少腹痛，当用坠降之药，其行气皆当用核，乃能宣达病所，以取效也。橘核丸奔豚丸并主之。

橘核丸　通治症瘕疝癖，小肠膀胱等气。

橘核盐酒炒，二两　川楝子煨，去肉　山楂子炒　香附姜汁浸炒，各一两五钱　荔枝核煨研　小茴香微炒，各一两　神曲四两

身　痛

身体痛，内伤外感均有之。如身痛而拘急者，外感风寒也。身痛如受杖者，中寒也。身痛而重坠者，湿也。若劳力辛苦之人，一身酸软无力而痛者，虚也。治法风则散之，香苏散。寒则温之，理中汤。湿则燥之，苍白二陈汤。虚则补之，补中益气汤。大抵身痛多属于寒，盖热主流通，寒主闭塞也。无论风湿与虚，挟寒者多，挟热者少，治者审之。

苍术二陈汤　即二陈汤加苍白术。

肩　背　痛

肩背痛，古方主以茯苓丸，谓痰饮为患也，而亦有不尽然者。凡背痛，多属于风，胸痛多属于气。气滞见痰凝，脏腑之病也。背为诸腧之所伏，凡风邪袭人，必从腧入，经络之病也。间有胸痛连背者，气闭其经也。亦有背痛连胸者。风鼓其气也。治胸痛者理痰气，治背痛者祛风邪，此一定之理。理痰气，宜用木香调气散并前丸；祛风邪，宜用秦艽天麻汤，挟寒者加附桂，挟虚者以补中益气加秦艽天麻主之。如或风邪痰气，互相鼓煽，痰饮随风走入经络，而肩臂肿痛，则前丸二方，须酌量合用，治无不效矣。

茯苓丸

茯苓　半夏各二两。姜汁炒　风化硝　枳壳麸炒。各五钱

秦艽天麻汤

秦艽一钱五分　天麻　羌活　陈皮　当归　川芎各一钱　炙甘草五分　生姜三片　桑枝三钱，酒炒。

腰　　痛

　　腰痛，有风，有寒，有热，有湿，有瘀血，有气滞，有痰饮，皆标也，肾虚其本也。腰痛拘急牵引腿足，脉浮弦者风也。腰冷如冰，喜得热手熨，脉沉迟或紧者，寒也，并用独活汤主之。腰痛如坐水中，身体沉重，腰间如带重物，脉濡细者，湿也，苍白二陈汤加独活主之。若腰重疼痛，腰间发热，痿软无力，脉弦数者，湿热也，恐成痿症，前方加黄柏主之。若因闪挫跌扑，瘀积于内，转侧若刀锥之刺，大便黑色，脉涩或芤者，瘀血也，泽兰汤主之。走注刺痛，忽聚忽散，脉弦急者，气滞也，橘核丸主之。腰间肿，按之濡软，不痛，脉滑者，痰也，二陈汤加白术、萆薢、白芥子、竹沥、姜汁主之。腰痛似脱，重按稍止，脉细弱无力者，虚也，六君子汤加杜仲续断主之。若兼阴冷，更佐以八味丸。大抵腰痛，悉属肾虚，既挟邪气，必须祛邪，如无外邪，则惟补肾而已。然肾虚之中，又须分辨寒热二症。如脉虚软无力，溺清便溏，腰间冷痛，此为阳虚，须补命门之火，则用八味丸。若脉滑数无力，便结溺赤，虚火时炎，此肾气热，髓减骨枯，恐成骨痿，斯为阴虚，须补先天之水，则用六味丸，合补阴丸之类。不

70

可误用热药，以灼其阴。

独活汤 治肾虚，兼受风寒湿气。

独活 桑寄生 防风 秦艽 威灵仙 牛膝 茯苓各一钱 桂心五分 细辛 甘草炙。各三分 当归 金毛狗脊各二钱 生姜二片

泽兰汤 治闪挫跌扑，瘀血内蓄，转侧若刀锥之刺。

泽兰三钱 丹皮 牛膝各二钱 桃仁十粒，去皮尖研 红花五分 当归五钱 广三七一钱 赤芍药一钱五分

补阴丸 治肾气热，腰软无力，恐成骨痿。

熟地三两 丹皮 天冬 当归 枸杞子 牛膝 山药 女贞子 茯苓 龟版 杜仲 续断各一两二钱 人参 黄柏各五钱

验方类编

秦伯未　编纂

方公溥　校

验方类编序

季寅不才，谬膺中医书局营业部主任，忽忽一年矣。此一年中，推广中医书籍，宣传中医文化，对于医界之贡献，自信不遗余力，顾于病家方面，殊鲜顾及。夫人不能免于病，病不能免于医药，人之于医药知识，其谁可无！乃环顾市间，其能以切要有用之医药书籍介绍于社会，而使人人保持其健康者，曾未一睹，此社会之缺憾，实医界中人所不能不呕起而弥补者也。窃念病家之需要凡二：一为灵验方剂，以备急救；一为医药常识，俾资摄养。爰特商请海上名医秦伯未先生编纂《家庭医药常识》一书，预定为四集。曰《验方类编》，曰《百病通论》，曰《药性提要》，曰《诊断大纲》阅三月而第一集《验方类编》脱稿。凡分五篇：曰内科验方，曰妇科验方，曰幼科验方，曰外科验方，曰急救验方。篇中复析为若干子目，俾便检阅。方药平正，说理浅近，深合于一般社会之需要。盖秦君学识既高，经验又富，此书之作，更愿以十年心得，尽量披露，自当倍见精彩，切合实用也。于是季寅之私愿偿，而病家得有保障。此果季寅之幸，抑亦病家之幸，而不能不同声致谢于秦君者焉。会台湾商界巨子黄茂盛先生闻之，愿附印四千余册，以便分赠当地人士。使人人得有医药上之常识，而促进人人

75

臻于幸福之门，则本书之出版，急不容缓，尤可见云。

发刊日，乃喜而为之序。

　　中华民国十九年一月一日四明钱季寅书于海上

目录

77

第一种　内科验方

一、外　感　门

伤风　伤风初起，形寒头痛，咳嗽痰多，鼻流清水，服下方即止。

荆芥钱半　防风一钱　桔梗八分　豆豉三钱　象贝三钱　薄荷八分　葱白二枚

伤寒　伤寒初起，寒热头痛，项强无汗，宜下方发之。

紫苏钱半　防风钱半　荆芥钱半　苦杏仁三钱　生姜三片

伤暑　夏月身热，头晕口渴，心烦懊恼，甚则气喘，此属外感暑气，宜服下方。

藿香三钱　青蒿钱半　天花粉钱半　黄芩三钱　香薷五分　知母三钱　滑石三钱　竹卷心钱半

中暑　中暑昏闷不醒，或伏暑停食，呕吐泻利，下方有回生之功。

醋炙半夏四钱　茯苓二钱　甘草二钱　生姜汁一匙

温病　春月发热，头痛口渴咳嗽，乃感受风热，宜投下方。

桑叶钱半　菊花钱半　黑山栀二钱　杏仁三钱　荆芥半　薄荷八分　象贝三钱　连翘三钱

燥病 外感秋燥，干咳不吐痰，喉干口渴，宜下方凉润。

麦冬三钱　玄参三钱　桔梗一钱　天花粉三钱　百部五分　甘草五分　陈皮一钱

疫疠 疫病初起，势未猖獗，但觉人事恹恹，胸胁苦满，速服下方。

槟榔二钱　厚朴一钱　知母一钱　甘草五分　白芍一钱　黄芩一钱　草果仁五分

二、内　伤　门

阴虚 阴虚火动，夜热昼寒，急以下方滋养，神效。

熟地五钱　玄参五钱　山萸二钱　地骨皮二钱　芡实三钱　五味子八分　麦冬二钱　沙参二钱

阳虚 阳气不充，时时畏冷，饮食不消，宜下方补之。

人参二钱　黄芪三钱　白术三钱　茯苓三钱　炙草八分　神曲三钱　陈皮一钱　干姜五分

气血两虚 饮食不进，形容枯槁，当补血以益燥，补气以益馁，下方主之。

人参一钱　白术二钱　川芎八分　谷芽三钱　麦芽钱半　炙草五分　当归钱半　茯苓三钱　熟地三钱　白芍二钱　陈皮一钱　神曲三钱

滑精 无梦精泄，是谓滑精，积久必成劳怯，急服下方。

人参一钱　芡实三钱　麦冬二钱　生枣仁三钱　当归钱

半　山萸二钱　莲须一钱　山药三钱　熟地三钱　柏子仁三钱　远志一钱　五味子八分

多汗　不论自汗盗汗，均能亡阳伤阴，宜用下方以敛之。

人参二钱　黄芪皮三钱　当归身二钱　桑叶钱半　麦冬三钱　炒杏仁三钱　浮小麦三钱　糯稻根一两

怔忡　心悸不寐，宜以下方治其心。

茯神三钱　麦冬二钱　丹皮三钱　人参一钱　当归钱半　甘草五分　菖蒲八分　五味子八分　枣仁三钱

吐血　世人认吐血一证，不是火盛，即为阴亏。下方以引血归经为主，绝无流弊，可谓千金不换之良丹也。

黑芥穗三钱　炒丹皮三钱　当归钱半　人参一钱

吐白血　久病之人或吐血之后，吐痰皆白沫，其状似蟹涎，乃白血也。此症最危殆，世人不识，十治十死。伯未定下方，十愈五六，愿珍视之。

熟地五钱　麦冬五钱　五味子八分　山药五钱　干姜八分　山萸三钱　茯苓三钱　丹皮二钱　泽泻二钱

阳痿　阳物痿软不举，多由平日过于斫伤，服下方能复原。

巴戟一钱　肉苁蓉一钱　杜仲一钱　肉桂八分　茯神三钱　人参八分　白术二钱　熟地五钱　山萸三钱　远志一钱

三、杂　症　门

霍乱　上吐下泻，四肢厥逆，服下方小便一通即愈，不必服热药补剂。

大腹皮三钱　藿香三钱　陈皮三钱　茯苓三钱　木瓜三钱　滑石三钱　白扁豆三钱　槟榔三钱　苏叶钱半　土炒苍术钱半　厚朴钱半　黄芩一钱　桔梗一钱　木通一钱　甘草五分　草果五分

干霍乱　干霍乱腹痛而不吐泻，通常用烧盐汤探吐，下方却灵验过之。

益母草汁一杯　生莱菔汁半杯　生蜜少许

疟疾　初起者宜用下方，轻者三剂可定，重者三剂亦轻。

柴胡八分　黄芩八分　槟榔六分　青皮六分　陈皮一钱　姜半夏一钱　茯苓一钱　威灵仙一钱　炒茅术八分　厚朴八分　炙甘草三钱　生姜三片

久疟　用下方连服三五剂，永不复发。

潞党参三钱　炒白术一钱　炙黄芪钱半　当归钱半　柴胡八分　陈皮八分　升麻四分　炙甘草三分　生姜一片　红枣二枚

痢疾　下方专治痢疾初起，不论赤白皆效。

葛根二钱　苦参二钱　炒陈皮二钱　陈松萝茶二钱　酒炒赤芍二钱　炒麦芽钱半　炒山楂钱半　川黄连五分

休息痢　痢疾时愈时发，下方用河井水各半煎好露一宿，冲入饴糖少许温服，重者二三服神效。

藕节七个　荷叶蒂七个　炒侧柏叶七个　炒冬青叶七钱　炙椿皮七钱　地榆七钱

肝胃气痛　痛时煎服下方立止。

酒浸良姜二钱　醋浸香附三钱　陈皮二钱

噎膈　反胃膈气，多属于津枯血枯，下方效如神丹。

人乳一两　牛乳一两　蔗浆一两　梨汁一两　芦根汁一两　龙眼肉汤一两　人参汤一两　姜汁六滴

呃逆　轻者用纸捻触鼻中，使打嚏即已。连呃不休者，用下方浓煎呷饮。

柿蒂五枚　丁香一钱

咳嗽　诸般咳嗽，未成虚证者，皆可用下方。如初感风寒，加生姜二片。

桔梗二钱　炒荆芥二钱　紫菀二钱　百部二钱　白前二钱　炒甘草七分　炒陈皮一钱

热咳　肺热咳嗽，用下方置磁瓶内，炭火熬膏，不时噙化。

藕汁四两　梨汁四两　姜汁三两　萝卜汁三两　白蜜三两　巴旦杏二两　川贝二两

消渴　饮不解渴，食入易饥，场由火盛，下方最妥。

玄参三钱　麦冬二钱　生地三钱　竹叶三十片　菊花二钱　白芥子二钱　丹皮二钱　陈皮五分

顽痰　痰滞胸膈不化，或塞咽喉不爽，均宜下方。

柴胡一钱　茯苓三钱　甘草一钱　陈皮一钱　丹皮一钱　天花粉二钱　白芍二钱　苡仁三钱　白芥子五钱

哮喘　哮喘冠嗽，宜下方。

慈考竹　建兰叶等分

热呕　宜用下方清火，不可降火，降火则必变便血。

人参一钱　茯苓三钱　砂仁三粒　黄连八分

83

寒呕 宜用下方散寒，不可降寒，降寒则必变遗尿，伯未曾见治坏者甚多，故特表而出之。

白术二钱　人参八分　附子一钱　干姜一钱　丁香五分

水臌 满身皆肿，急投下方，不急治则小便闭结而死。惟至多以两剂为限。

黑丑一钱　甘遂五分　肉桂三分　车前子五钱

气臌 不可认作水臌，宜服下方三十剂。

白术三钱　茯苓三钱　苡仁三钱　甘草三分　肉桂一分
枳壳五分　神曲二钱　车前子二钱　萝卜子一钱　山药三钱

黄疸 宜下方调理。

茵陈三钱　陈皮五分　白术三钱　茯苓三钱　苡仁四钱

脚气 世人治脚气，专事逐湿，伯未用下方提气理湿，功效胜彼十倍。

黄芪三钱　人参钱半　白术三钱　防风一钱　肉桂二分
柴胡三分　苡仁三钱　芡实三钱　陈皮钱半　木防己三钱
陈木瓜二钱

水泻 下方神效。

白术一两　车前子五钱

大便不通 老年肠燥者用下方。

熟地三钱　玄参三钱　火麻仁三钱　牛乳一杯

便血 大便下血，用下方为末，每米饮调下一钱。

大萝卜皮灰　荷叶炭　生蒲黄等分

尿血 小便出血，痛不可忍，下方治之。按：尿血不可浪投止涩药，恐瘀积阴茎，痛楚难当也。

木通二钱　滑石三钱　黑丑六分　灯芯一扎　葱白二根

痫病 忽然卧地作牛马猪羊之声，吐痰如涌泉，急煎下方灌之。

南星一钱　附子一钱　柴胡一钱　茯神三钱　菖蒲三分
半夏一钱　白术二钱

满身作痛　服下方即止，切不可头痛治头，脚痛
治脚。

柴胡一钱　甘草一钱　陈皮一钱　栀子一钱　白芍二钱
苡仁三钱　茯苓三钱　当归二钱　苍术二钱

腰痛　痛而不能立直者，下方主之。

盐杜仲五钱　破故纸三钱　熟地五钱　白术四钱　核桃
仁二钱

背痛　老年背骨作痛，肾水亏耗。下方有补气补
水，去湿去风之妙。

黄芪三钱　熟地三钱　山萸二钱　白术二钱　防风一钱
五味子三分　茯苓三钱　附子二分

腹痛　不论何种腹痛，服下方立止。

乌药末　香附末等分

胁痛　宜下方疏达肝气。

柴胡八分　青皮八分　香附八分　龙胆草八分　当归一
钱　川芎一钱　枳壳八分　甘草三分　砂仁五分　木香五分

疝气　疝气胀痛，用温酒吞下方。

大茴香末一钱

牙痛　宜搽下方。如痛急，用末五钱煎汤漱之。

青盐五钱　川椒五钱　炒透露蜂房五钱

脱肛　用蜗牛灰和猪油涂敷，并服下方。

高丽参一钱　麦冬三钱　升麻五分　柿蒂五枚

痔疮　宜下方涂肛门，立奏奇功

85

田螺一个　冰片一分同捣烂

白浊　宜祛湿浊污垢。下方擂汁饮，一服即效。

生百果十二枚

久淋　淋病日久，小便不利，痛闷之极，下方主之，治老年淋病尤效。

藕汁一两　白蜜一两　生地汁二两

强中　前阴不痿，精滑无歇，时时如针刺，捏之则脆，速服下方。

破故纸钱半　韭子钱半

阴囊水肿　用下方研末，冷水调涂，须臾囊热如火，干则再上，小便利而愈。

煅牡蛎三两　泡干姜一两　车前子二两

阴囊湿痒　用下方研膏，涂掌心，合阴囊而卧，甚效。

川椒　杏仁各三十粒

第二种 妇科验方

一、调 经 门

月经不调　月经或前或后，不能准期，宜服下方。惟血热者须加丹皮一钱，生地三钱；血寒者须加肉桂五分。

熟地六钱　当归四钱　白芍三钱　川芎钱半　丹参三钱芫蔚子四钱　香附二钱　白术三钱

月经先期　经来超前，多属血海有热，以下方清之。

丹皮三钱　地骨皮五钱　酒白芍三钱　熟地三钱　青蒿二钱　云茯苓三钱　盐黄柏一钱

月经后期　经来落后，多属子宫受寒，或肝气抑郁，宜下方。

熟地五钱　酒白芍五钱　酒川芎二钱　土炒白术二钱五味子三分　肉桂五分　续断钱半

年老行经　妇人有五十外忽然行经者，为血崩之渐，当亟服下方。

人参三钱　黄芪三钱　熟地五钱　土炒白术三钱　酒当归二钱　山萸肉二钱　炒阿胶一钱　黑芥穗一钱　清炙草一钱　香附五分　木耳炭一钱

痛经　月经来时，每每腹痛，宜服下方。惟煎时须

87

用黄酒一杯，尤验。

香附五钱　当归身五钱　川芎三钱　山药四钱　川郁金钱半　益母草四钱　杜仲三钱　陈皮二钱　官桂五分　紫石英三钱　艾绒一钱　白芷四分　生地五钱　炙甘草一钱　红花八分　炒枳壳二钱　炒白芍四钱

血崩　年老血崩，一时两目黑暗昏晕，急与下方煎服。

酒当归一两　生黄芪一两　桑叶三钱　三七根末三钱　白术五钱　熟地一两　五味子一钱

种子　种子以调经为先，月经既调，接服下方，伯未曾治十余人均见效。但有因男子精寒而子宫不纳者，或气衰而精易泄者，或精薄而不能成胎者，或痰多而精不纯者。又有因女子胞胎冷而不能摄精者，或脾胃寒而带脉无力者，或肝气郁而心境不舒者，或身肥而子宫缩入难受精者，皆当延医诊治，而尤以男女能养精养血为大关键。

大熟地八两　怀山药四两　山萸肉四两　丹皮三钱　茯苓三两　泽泻三两　枸杞子三钱　菟丝子四两　五味子一两　车前子三钱　覆盆子三钱。上药以石斛六两熬膏为丸，每日空腹时服四钱，淡盐汤下。

二、带　下　门

白带　阴门流下白物，如涕如唾，不能禁止，是为白带，下方万举万当。

土炒白术五钱　炒山药五钱　人参一钱　酒白芍三钱　车前子三钱　制苍术钱半　陈皮一钱　黑芥穗五分　软柴胡

六分　甘草五分

青带　带下色青如绿豆汁，稠黏不断，宜下方。

茯苓三钱　酒白芍三钱　生甘草二钱　柴胡六分　茵陈二钱　炒栀子二钱　陈皮一钱

黄带　带下色黄如茶，其气腥秽，下方最妥。

炒山药五钱　炒芡实五钱　盐黄柏一钱　车前子一钱白果十枚

赤带　带下色红似血，淋漓不断，宜服下方。

醋白芍五钱　酒当归五钱　生地三钱　炒阿胶二钱　丹皮二钱　黄柏二钱　香附一钱　红枣十枚　小黑豆一两

黑带　带下色如黑豆汁，其气亦腥，宜进下方。此症不多见，伯未临诊以来，仅见一人而已。

土炒白术三钱　大黄钱半　茯苓三钱　车前子二钱　炒栀子钱半　黄连五分　知母二钱　王不留行钱半　煅石膏三钱　刘寄奴钱半

带下　带下不论红白，用下方空心酒下。惟白者须用白花，红者须用红花。

鸡冠花末三钱

三、胎　产　门

安胎　妊娠后每月服下方二三剂，可以安胎，且将来可以易产。

酒归身钱半　生黄芪八分　姜炒厚朴七分　炒川贝一钱川芎钱半　羌活五分　面炒枳壳六分　荆芥穗八分　醋炒蕲艾七分　酒泡菟丝钱半　酒白芍钱半　甘草五分

恶阻　妊娠恶心呕吐，思酸厌食，困倦欲卧，名曰恶阻，宜投下方。

人参五分　酒当归钱半　炒苏子钱半　土炒白术钱半
茯苓三钱　熟地三钱　酒白芍二钱　陈皮钱半　砂仁四分
炒神曲二钱

少腹痛　妊娠少腹作痛，胎动不安，如有下堕之势，亟煎下方进服。

人参二钱　熟地三钱　土炒白术三钱　炒山药三钱　炙
甘草五分　炒杜仲二钱　枸杞二钱　蒸山萸二钱　炒扁豆
三钱

跌损　妊妇失足跌损，致伤胎元，腹中疼痛，势如将坠，急服下方。

酒当归五钱　酒白芍二钱　生地五钱　土白术三钱　炙
甘草五分　人参五分　苏木钱半　乳香五分　没药五分

堕胎　妊娠腰痠，胞胎欲堕，用下方最神。并治滑
胎，惟必须久服。

人参钱半　白术五钱　炙甘草五分　熟地三钱　酒当归
钱半　酒白芍钱半　炒芡实三钱　酒黄芩钱半

小产　妊娠后行房闪跌，均足致小产，而大多由于
气不能固，用下方最得手。

人参五钱　生黄芪五钱　酒当归一两　茯苓二钱　红花
一钱　丹皮二钱　姜炭五分

难产　难产以气血两虚者为多，服下方即生，且无
横生倒产之患。

生黄芪一两　酒洗当归一两　麦冬一两　熟地五钱　川
芎三钱

子死腹中　子死腹中，产妇甚危，速服下方。欲辨

产妇吉凶，可观产妇之面。若无煤黑之气，是子死而母无死气。若有烟熏之气，是子死而母亦无生机。伯未屡以此辨，断断不爽。

人参一两　酒当归二两　川牛膝五钱　水飞鬼臼三钱乳香二钱

胞衣不下　儿已下，而胞衣留滞腹中不下者，速进下方。伯未曾治数十人，均一剂而下，群皆叹服。

酒当归二两　川芎五钱　益母草一两　乳香一两　黑荆芥穗三钱　没药一两　麝香五厘

血晕　产后忽眼目昏花，中心无主，人以为瘀血冲心，实由气血两脱。普通以铁器烧红淬酸熏之，亦取其收涩。急服下方。攻效如神，此伯未不传之秘也。

人参一两　黄芪一两　酒当归一两　黑芥穗三钱　姜炭一钱

子肠不收　产妇肠下，亦属危证。先用醋三分，冷水七分和喷产妇面上。继用下方，捣涂头顶心，收即拭去。

蓖麻子十四粒

玉门不闭　产后玉门不闭，阴挺肿痛，用下方水煎，频洗自收。

硫黄三钱　吴萸二钱　菟丝子二钱　蛇床子钱半

鬼胎　鬼胎瘀血腹痛，面色青黄不泽，宜下方为末，蜜丸如梧子大，空心服三十丸。

雄黄五钱　鬼臼五钱　水飞丹砂五钱　川芎七钱　延胡索七钱　麝香一钱　姜半夏一两

四、杂 症 门

乳汁不下 产后无乳，宜用下方。服后乳通而不多，加七星猪蹄一只煎服。

黄芪五钱　当归二钱半　白芷二钱半　黄酒一盅

回乳 小儿断乳，须停止母乳者，用下方

焦麦芽一两　枳壳二钱

乳痈 乳痈初起，用下方捣汁和热酒服，以渣敷乳即退。

蒲公英一两　金银花藤二两

乳胀 乳中作胀，甚则起核，宜下方长服。

青枯叶一两

阴痒 阴户作痒难忍，用下方煎汤频洗。

蛇床子一两　白矾二钱

阴肿 阴户发肿，多由湿气下注，宜下方煎汤熏洗。

白螺蛳壳　蛇床子　杉木片等分

阴挺 阴中突出一物五六寸，如蛇如菌，名曰阴挺。下方为末，温酒下二钱。

当归二两　黄芩二两　牡蛎两半　赤芍五钱　炙猬皮一两

阴疮 阴门生疮，作痒作痛，用下方煎汤，热熏温洗效。

蛇床子一两　花椒三钱　白矾三钱

阴户发热 阴户内发热而干燥者，肝火偏炽，宜服下方。若潮湿者，肝火夹湿，加黄连五分，黄柏、川楝

92

子各钱半煎服。

生地三钱　阿胶钱半　女贞三钱

阴户寒冷　用下方绵裹纳入阴中，自然能温。

蛇床子末　白粉等分

第三种 幼 科 验 方

一、初 生 门

不啼 初生无声，先用纸燃烟熏其鼻，继用下方灌之。

鲜菖蒲汁七滴

无皮 初生无皮者，宜下方扑身，或以粳米粉扑之，亦效。

生黄柏　熟石膏　珍珠等分

不乳 初生不能吮乳，须细察口中，有何别情，再与下方和乳点咽喉。

葛蔓灰一分

目不开 初生目不开，宜下方洗之。

黑羊胆汁七滴　川黄连三分

吐不止 初生吐不止，世人皆谓秽恶不咽，用镇坠之品，实非脏腑柔嫩者所宜，宜与下方灌之。

木瓜一钱　生姜二片

不小便 初生不得小便，用下方煎洗外肾两胯。

凤仙根五钱　凤仙叶三钱

不大便 儿生三四日不大便，名曰锁肚，宜用下方。

煨枳壳三钱　甘草梢一钱

二、杂 症 门

胎痫 宜下方为末，麦冬汤调服。

琥珀　朱砂　全蝎等分

胎寒 小儿口冷，腹痛多啼，肠鸣下利，寒栗时发，握拳曲足，此因胎中受寒，急投下方。

白芍一钱　泽泻八分　甘草四分　肉桂三分　生姜一片

胎热 生后旬日间，儿多虚痰，气急喘满，眼闭目赤，遍身壮热，小便赤，大便闭，时惊，此因胎中受热，急投下方。

栝楼根末五分

胎黄 遍身面目皆黄，壮热，大便不通，小便如栀汁，乳食不思，啼哭不止，此胎黄之候，急服下方。

生地一钱　赤芍一钱　天花粉一钱　赤茯苓一钱　茵陈六分　当归八分　川芎八分　泽泻一钱　猪茯苓一钱　生甘草三分

夜啼 宜下方涂乳，令儿吮之。

灯草灰　辰砂末等分

乳积 下方浓煎汁服。

焦麦芽三钱

鹅口 口内白屑满舌，拭去复生，宜下方。

辰砂五分　滑石三钱　甘草六分　灯芯一札

弄舌 舌如蛇话，心脾有热也，下方主之，并治吐舌。

生地二钱　淡竹叶一钱　木通五分　生甘草五分

肚皮青黑 小儿百日内，忽然肚皮青黑，危恶之候

95

也，急进下方。

大青末三分

胎癣 宜下方煎汤洗浴，否则延及遍身。

藁本 僵蚕等分

疳积 疳积已成，百药不效，服下方甚验。法用下列各药为末，每服三分，用猪肝五钱，竹刀劈开，掺药在内，用米泔水煮熟，食肝饮汤。

赤石脂一两 海螵蛸一两 石决明一两 牡蛎一两 滑石一两 黄丹七钱 朱砂二钱半

食积 小儿食积，用下方健脾消食最妙。惟须白糖米粉和匀，焙作饼用。

锅焦一斤半 炒神曲二两 山楂二两 莲肉二两 炒砂仁一两 炙鸡内金五钱

羸瘦 小儿五疳，脾胃虚弱，身体日渐羸瘦，服下方无不见效，肥儿之金丹也。

炒山药二钱 炒白术钱半 蒸莲肉钱半 炒扁豆钱半 炒使君肉钱半 酒炒白芍钱半 炒山楂钱半 炒神曲钱半 炒麦芽钱半 茯苓钱半 当归钱半 陈皮一钱 炙甘草一钱 炒桔梗七分 胡黄连五分

痧疹 小儿咳嗽不已，而眼中水汪汪者，防出痧疹，急进下方清透之。如服后皮肤见有红点，即以芫荽泡汤洗其四肢，使之透足。

荆芥八分 牛蒡钱半 桔梗八分 蝉衣八分 大贝母三钱

慢惊 不拘小儿年龄，如遇久泻伤脾，渐成慢惊之症，速照下方煎服，屡验。

土炒沙参三钱　炒白术二钱　云茯苓三钱　炙甘草五分　熟附片七分　酒炒暹燕钱半　小川连五分　银柴胡七分　广木香八分　焦六曲三钱　麦冬一钱　淡吴萸四分　炮姜炭六分　车前子一钱　荷梗尺许

急惊　急惊痰壅，速用下方，以青蒿节内虫和药，研丸如麻子大，晒干。每岁一丸，人乳化服，便痰即愈。

水飞朱砂五钱　轻粉五钱

痧疹初发　小儿痧疹，百不免一，如初发热欲出未出者，服下方。

升麻三分　薄荷三分　生甘草三分　干葛八分　防风六分　桔梗六分　麸炒枳壳六分　连翘六分　荆芥穗六分　牛蒡子六分　前胡一钱　淡竹叶一钱

痧疹红肿　痧疹已出，红肿太甚，急投下方。

前胡七分　干葛七分　知母七分　连翘七分　桔梗七分　牛蒡子七分　玄参七分　淡竹叶一钱　酒川连三分　炒栀仁三分　生甘草三分　酒黄芩五分　木通八分　地骨皮八分　天花粉八分　灯芯五十寸

97

第四种　外科验方

一、消　散　门

无名肿毒　治一切无名肿毒，痈疽发背，宜用下方。用法将下药各研细末，瓷瓶收藏勿泄气。凡遇外症，以少许放膏药上贴之，未成可消，已成可溃，并可呼脓拔毒生肌。如已流脓成管者，以棉纸拈线做成药条插入，外盖膏药，亦可拔管生肌。

蜈蚣四钱　炒黄僵蚕二钱　炒全蝎四钱　炒蛇蜕二钱　炒穿山甲四钱　蝉蜕四钱　五倍子一两　雄精二钱　麝香一钱

险症　凡属外科险重之症，下方极神效。用法将下药研细末，黄蜡、人乳二味熬膏，同末和丸如黍米大。每服五丸，重者七丸，小儿三丸。冷病用葱汤，热病用新汲水送下，以被盖卧汗出为止。市间六神丸，即此方也。

熊胆一个　乳香一钱　没药一钱　鲤鱼胆三个　硇砂二钱　蟾酥二钱　狗宝一钱　醋炙蜈蚣七条　黄蜡二钱　当门子五分　轻粉一钱　雄黄一钱　白丁香四九个　头胎男乳一合　乌金石一钱　水银粉二钱

疔毒　疔毒初起，先用猪胆涂患处，内服下方。服法将下药同捣如泥，以飞面、陈醋煮糊为丸，如凤仙子

大。不论何种疗疮，重者服二十三丸，轻者服二十一丸
或十九丸，含在舌上，以热汤送下，服后打噎则愈。如
泻更妙，候泻三四次后，以新汲水饮之，即止。

生雄黄三钱　生大黄三钱　生巴豆二钱

二、杂　症　门

湿疮　一切浸淫湿疮，脚丫湿烂肿疮湿癣等症，用
下方共入锅煎枯去渣，再入锅下黄蜡三两，溶化收藏敷
搽之。

黄连一两　大黄一两　黄柏八钱　茵陈六钱　麻油一斤

漆疮　肿痛者下方煎汤洗之。

银杏叶一两

冻瘃　肿而未烂，下方煎汤浸洗。

生附子三钱　当归二钱　红花一钱

杨梅疮　初起时用下方煎汤代茶，隔一日服一剂，
连服七剂可痊愈。

金银花七钱　僵蚕七钱　皂角针七钱　蝉蜕七钱　杏仁
七粒　土茯苓一两

癞痢疮　剃头后用下方擦之。

大葶苈

疥疮　无脓者，用下方研细末冲水洗之。若有脓，
则以皮丝烟末擦之。

硫黄少许

癣疮　宜用下方研细末擦患处。

雄黄一钱　滑石一钱　硼砂一钱

羊须疮　用下方烧灰，麻油调搽擦。

旧棉絮胎少许

游风 宜下方研细末，陈香油调搽。

炙鳖甲一钱　扫盆钱半　血丹一钱　铅粉一钱　冰片二分

烂腿 烂腿久不愈者，用下方研末，麻油调敷效。

白炉甘石少许

喉痛 风热上壅，头目不清，咽喉肿痛，口舌生疮，用下方研末。蜜丸芡实大，不拘时噙化服。

薄荷七两　桔梗二两三钱　砂仁二两三钱　柿霜二两半百药煎二钱半　甘草二两八钱　青黛钱半　川芎一两四钱　硼砂一钱　玄明粉一钱　冰片五分

乳蛾 缠喉风、双单乳蛾用下方吹喉中，吐出痰涎即愈。

壁钱七片煅　白矾七分煅　灯草灰三分　焙指甲二个冰片一分

耳疖 耳内闷肿出脓，名曰耳疖。下方和匀，滴少许于耳内。

桃核仁油一钱　冰片二分

鼻痔 鼻内生息肉，不闻香臭，下方为末绵裹塞鼻中，须臾即通。

瓜蒂　细辛　煅矾石等分

目赤 眼目赤肿，弦烂流泪，或痛或痒，昼不能视，夜恶灯光，下方细末为膏。每含少许，或点目中。

羖羊胆汁　蜂蜜等分

牙痛 凡风火虫牙作痛，用下方研末涂。

酒化蟾酥五分　五灵脂一钱　麝香三分

三、损 伤 门

跌打损伤 用下方研细末，每服七厘，甚神。

飞辰砂二分　当门子分二厘　冰片分二厘　净乳香钱半 明没药钱半　藏红花钱半　血竭一两　儿茶二钱四分

刀伤出血 用下方研末，满盖伤口。若皮不破而青者，烧酒调敷。伤重者，黄酒冲服二三钱，虽极重之症，效验如神。

明天麻一两　羌活一两　防风一两　白芷一两　生南星 一两　生白附子十二两

刀伤 刀伤出血者，用下方渗之极妙。

龙骨末少许

骨碎 骨被击碎，杂在皮肉中者，用下方捣敷一周时揭去。内已完好，再用五加皮两酒煎服，尽量饮醉睡为妙。

五加皮四两　雄鸡一只六两，去毛连皮骨同捣敷

筋断 用下方捣汁微熬，涂伤处，其筋即续。

生蟹一只

汤火伤 外治以秋葵花香油浸之，涂伤处，立时止痛。再服下方，三剂可愈。

黑荆芥三钱　大黄五钱　当归四钱　生甘草五钱　黄芩 三钱　防风三钱　黄芪三钱　茯苓三钱

101

第五种 急救验方

一、中 毒 门

中一切毒 下方通治金石草木鸟兽百药之毒，浓煎冷服，服时细细咽之。

大黑豆　生甘草等分

中鲜蘑菇毒 蘑菇为阴毒之物，禁用寒药，宜下方。

干姜　附子　人参　白术等分

中钩吻毒 钩吻与芹菜相似，惟芹有毛，误食面青唇紫，急取下方啖之。

葱涕

中食肉物毒 用下方捣汁饮。

芦根

中狼犬牛马毒 宜下方去皮捣烂，以沸汤绞汁饮之。

杏仁

中诸鸟毒 用下方冷水调服。

生扁豆末

中诸鱼毒 宜下方饮之，或用紫苏浓煎服，亦效。

橘皮汁　冬瓜汁　马鞭草汁　大豆汁等分

中溪水毒 急用下方煎服。

吴萸一钱　犀角末三钱　升麻三钱　陈皮三钱　乌梅七个　鲜姜七斤

中丹石毒　下方煮食，心腹鸣毒下而愈。

肥猪肉五斤　葱薤半斤

中砒霜毒　用下方水煎饮，立时大泻则生。

当归三两　大黄一两　白矾一两　生甘草五钱

二、误 吞 门

误吞铁针　用下方熔拈如针，凉水送下，能裹针而出。

灵磁石研细　黄蜡等分

误吞铁物　如铜钱铁物，宜下方细研，调粥三碗，食饱，每服二钱，其铁自下。

新炭皮

误吞钗钚　宜下方煮熟切食，钗即随出。

薤白

误吞碗片　用下方炙炭研细，开水送下。

羊胫膏五钱

误吞木屑　喉呛不下，用下方磨水灌之。

铁斧

误吞蚂蝗子　肚腹作痛，急用下方为丸，分作四服，滚水下，即随泥解出。

水田泥一两　雄黄二钱

误吞诸骨　下方冷水煎服，骨自软下。

威灵仙两半　砂仁一两　砂糖一盏

三、咬 伤 门

人咬　用下方涂咬处，立刻止痛。

溏鸡矢

疯犬咬　下方以糯米一撮同炒，至米出烟为度。取米研末，冷水入麻油少许调服。二便利下恶物则愈。

番木鳖_{半个}　斑蝥_{七个}

恶犬咬　下方研贴患处。

瓦松_{一两}　雄黄_{二钱}　杏仁_{三钱}

猫咬　用下方捣汁或研末掺，亦治爪伤。

薄荷

毒蛇蜈蚣咬　用下方研细，每服四钱，酒调服。

雄黄_{五钱}　炙甘草_{五钱}　白芷_{一两}　乳香_{三钱}

蜘蛛咬　缚定痛处，勿使毒行。急用下方酒服五钱至醉。疮出水即愈。

贝母末

蝎蜂螫　下方阴干为末，用水调涂。

蜀葵花　石榴花　艾心_{等分}

刺毛螫　用下方酸醋捏成团，在痛处搓转，其毛自出。如肉已烂，海鳔蛸研末掺之。

伏龙肝